女性生殖器整形美容

Female Genital Plastic Surgery

主编 金海波 王 萍 闫 琨 杜锡萍 郭中华

辽宁科学技术出版社
·沈阳·

图书在版编目（CIP）数据

女性生殖器整形美容 / 金海波等主编. — 沈阳：
辽宁科学技术出版社，2020.6
ISBN 978-7-5591-1458-7

Ⅰ.①女… Ⅱ.①金… Ⅲ.①女生殖器 – 整形外科学
Ⅳ.①R713

中国版本图书馆CIP数据核字（2020）第011124号

出版发行：辽宁科学技术出版社
　　　　　（地址：沈阳市和平区十一纬路25号　邮编：110003）
印 刷 者：辽宁新华印务有限公司
经 销 者：各地新华书店
幅面尺寸：210mm×285mm
印　　张：11
插　　页：4
字　　数：300千字
出版时间：2020 年 6 月第 1 版
印刷时间：2020 年 6 月第 1 次印刷
责任编辑：寿亚荷
封面设计：亓大龙
版式设计：亓大龙
责任校对：王春茹

书　　号：ISBN 978-7-5591-1458-7
定　　价：228.00 元

编辑电话：024-23284370
邮购热线：024-23284502
邮　　箱：1114102913@qq.com

编 委 会

作 者 简 介

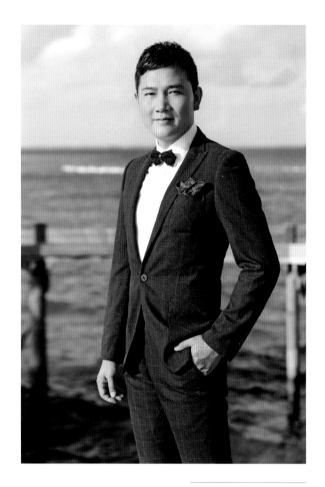

主编：金海波

《精修线雕——埋线抗衰老综合临床实用指南》
（第1版）（第2版）主编

《女性生殖器整形美容》主编

雅丽姿整形美容医院业务院长

中韩整形美容技术交流合作协会秘书长

东南亚整形美容行业协会理事

中国医创联盟创始人

★ 技术专长：

面部年轻化埋线技术设计

冻龄、减龄、逆龄形态矫正轮廓设计

女性生殖器整形美容技术应用设计

女性生殖器年轻化治疗技术应用设计等

技术交流：18687716985

获取资源微信号：huohuo352634

添加进群分享

Chief Editor : Jin Haibo

Finishing and Shaping--Guide for Comprehensive Clinical Practices Chief Editor / first edition, second edition

Plastic Surgery of Female Genitalia Chief Editor

Yalizi Cosmetic Plastic Surgery Hospital Director

Secretary of China & South Korea Association of Plastics and Aesthetics Technology Communication

Director of South Asian Association of Plastic Industry

Founder of China Medical Innovation Alliance

Technical Expertise:

Design of Facial Rejuvenation with Catgut Embedding

Design of Shape Correction for Anti-Aging

Design of Shape Correction for Restore Youth

Application of Plastic Technology of Female Genitalia

Application of Anti-aging Technology of Female Genitalia

Contact phone: 18687716985

Wechat: huohuo352634

Add the Wechat for further information.

作者简介

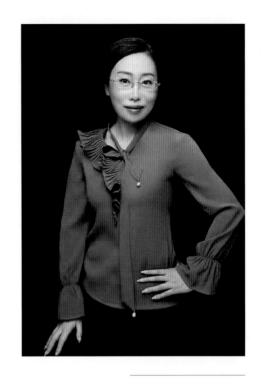

主编：王　萍

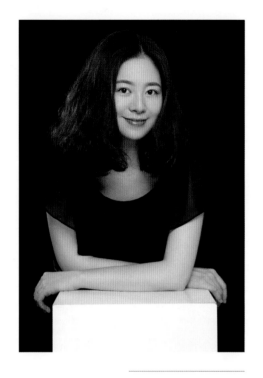

主编：闫　琨

《女性生殖器整形美容》主编

《耳鼻喉头颈外科》杂志编委

整形外科博士/硕士研究生导师/主任医师/美容主诊师

世界内镜医师协会面部年轻化与线雕分会委员

国家司法鉴定人/临床法医

国家高级健康管理师一级

全科医生培训师

辽宁省医学会创伤学会委员

辽宁省医学会健康管理学会委员

辽宁省医学会中西医结合委员会耳鼻喉头颈外科分会委员

近5年发表国家级核心期刊5篇，SCI文章1篇，国家级专利1项

《女性生殖器整形美容》主编

石家庄星源美天医疗美容医院院长

石家庄星源美天医疗美容医院微创与抗衰老中心主任

中国医师协会美容与整形医师分会会员

河北省整形美容协会理事

美沃斯国际医学美容大会讲师

艾尔建公司保妥适乔雅登注射讲师

从事整形美容行业10余年，专注注射美容与微创抗老化，是国内最早一批从事注射美容的执业医师之一。专注细节，潜心钻研各类注射产品与东方人体医学美学。擅长医学美学综合设计、注射美容、整形美容心理咨询。尤其在肉毒素的综合设计与注射、不同品牌类型玻尿酸、各种线材的线雕手术以及并发症的防治方面有丰富的临床经验。曾多次赴新加坡、韩国以及中国香港、中国台湾等地进行整形外科与注射美容的学术交流，多次受邀出席中国医疗美容峰会、整形美容前沿技术研讨会并进行技术交流。

作 者 简 介

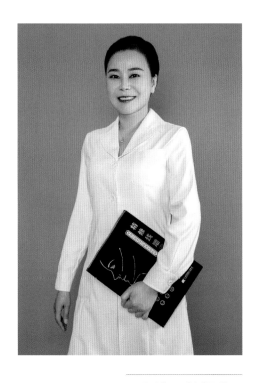

主编：杜锡萍

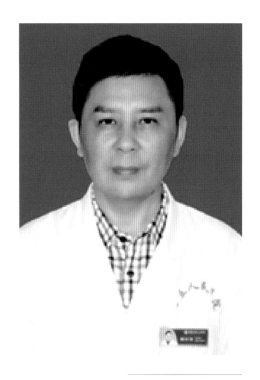

主编：郭中华

《精修线雕——埋线抗衰老综合临床实用指南》
（第2版）主编

《女性生殖器整形美容》主编

《美容微针临床手册》编委

广东省女医师协会常委

亚太国际线雕协会副会长

广州韩后医疗美容医院院长

亚洲美容学会皮肤修复分会副主任委员

中华微整形生物美容协会副会长

中国整形美容协会微创与皮肤分会微针委员会常委

　　毕业于广西医科大学。从事临床工作30年，致
力于非手术与艺术的完美结合，追求微创、无痕，将
声光电技术、注射美容技术以及线材美容技术联合应
用，成功打造数万例综合年轻化案例。

★　**技术专长：** 整体抗衰老、面部年轻化、颈部
年轻化、生殖器年轻化、身体雕塑。

《女性生殖器整形美容》主编
成都市第五人民医院皮肤性病科副主任医师、美容主
诊医师
成都温江艺桥医学美容诊所技术院长
四川省医学会皮肤性病专业委员会委员
四川省中西医结合学会皮肤性病专业委员会委员
中国医师协会四川省医师分会皮肤性病专业委员会委员
四川省中医药学会色素专业委员会委员
四川省性艾协会性病防治专业委员会委员
成都市医学会皮肤性病专业委员会委员
成都市中西医结合学会皮肤性病专业委员会委员
四川省皮肤性病质量控制中心专家组成员
成都市皮肤性病质量控制中心常务专家
成都市医疗美容质量控制中心专家组成员
成都市医学会医疗事故鉴定专家库成员
世界内镜医师协会中国整形外科内镜与微创专业委员
会微创线雕与面部年轻化分会常务委员
四川省美容整形协会面部整形与抗衰老分会常务理事
四川省美容整形协会面部整形与修复再生分会常务理事
中国麻风防治协会麻风皮肤病防治分会首届委员

　　从医30多年，对常见皮肤病、性病的诊断和治
疗具有丰富的经验；对危、重、急症皮肤病有较强的
处理能力。对各种疑难病也有颇深的研究，擅长于
毁容性和过敏性皮肤病的治疗。尤其擅长联合运用激
光、射频、超声、注射、线雕、微针等手段，使面部
年轻化，得到嫩肤、紧致、提升、美白、补水、祛
斑、祛红血丝、祛瘢痕、祛面部凹凸的效果。发表论
文20多篇；编写专著一部；参编专著一部；参研国家
自然科学基金项目一项。

作 者 简 介

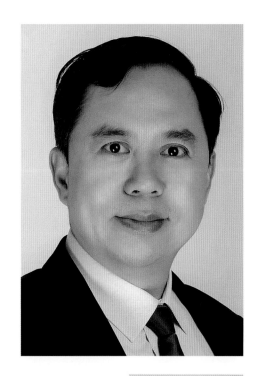

副主编：权运坤

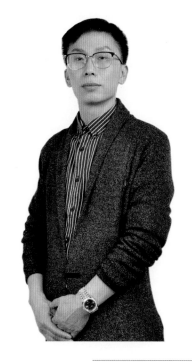

副主编：严 拥

《女性生殖器整形美容》副主编

皮肤病与性病专业副主任医师

中国首届"全联杯"光电技能操作大奖赛陕西省唯一
获奖选手

中国整形美容协会中西医分会委员

中国整形美容协会线雕分会委员

中国整形美容协会损伤救治与康复分会理事

西安东方丽诚医疗美容医院技术院长、非手术中心
主任

　　从医30多年，擅长激光疗法和微整形技术。曾
任新疆乌苏解放军第十五医院中医皮肤科副主任。
1992年荣立三等功1次，发表论文7篇。

《女性生殖器整形美容》副主编

中国医学美学与美容医学协会会员

中国整形医师协会会员

中国整形美容协会女性生殖整复分会会员

中国内窥镜微创整形医师协会委员

江西省整形医师协会委员

江西省美容抗衰老医学会委员

女性产后阴部撕裂及小阴唇缩小双褥式修复缝合创始
人之一

★ **技术专长：** 女性生殖器整形，乳房整形，全
面部线雕，面部逆龄综合除皱，CVF脂肪干细胞胶
面部精雕，无痕重睑眼袋，全生态综合隆鼻，红唇
改型。

作 者 简 介

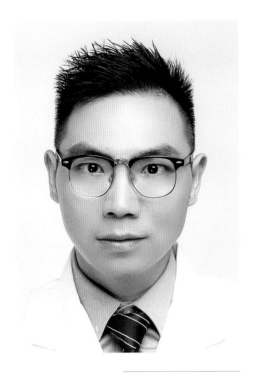

副主编：周　杰

《女性生殖器整形美容》副主编
湖南省衡阳曹家整形无创科技术院长
湖南省长沙美沃美尔整形医院技术院长
湖南省整形美容协会微整形分会常委
湖南省整形美容协会面部年轻化分会常委
中华医学会会员

　　毕业于中南大学湘雅医学院临床医学系，从事医疗美容专业工作10年。坚持从求美者的需求出发，以美学设计原理为基础，结合临床实践灵活应用，手术风格细腻流畅，切口微创无痕，整形效果自然和谐。

★　**技术专长**：非手术年轻化以及抗衰老，非手术面部年轻化打造，童颜针双心脸设计及填充，注射美容及线材美容联合应用面部和形体，女性生殖器抗衰、紧致、修复等。

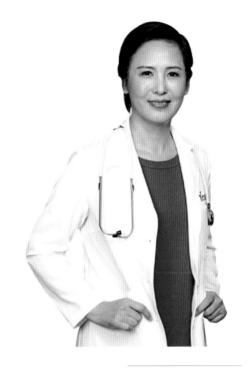

副主编：崔永芳

皮肤科医生/主治医师
深圳艺星医疗美容医院皮肤美容科主任
《精修线雕——埋线抗衰老综合临床实用指南》
（第1版）、《现代皮肤病学》主编
《女性生殖器整形美容》副主编
中国整形美容医师协会会员
中国整形协会面部年轻化皮肤修复分会常委会委员
中华医师协会皮肤激光分会会员
中国整形协会损伤救治康复分会第一届常务理事
广东省医师协会美容与整形医师分会会员
韩国镭射（激光）与毛发分会会员
亚洲医学美容协会激光美容分会委员

　　擅长皮肤年轻化治疗，在皮肤临床诊断和治疗方面有着深刻的理论研究以及丰富的临床手法操作经验，致力于解决面部抬头纹、眼周细纹、颈纹的个性化诊断及联合皮肤年轻化治疗方案，并对女性综合抗衰生殖器疗养有丰富的临床经验。

　　多次受邀到空军总医院激光整形美容中心、广州军区总医院皮肤科及西安第四军医大学附属西京医院皮肤科进行学术交流。

　　定期到中国台湾以及韩国、日本参与亚洲医学美容技术高端新进展学术交流。

★　**技术专长**：主攻面部年轻化、光电与微整注射接合无创抗衰除皱及女性综合抗衰、女性生殖器疗养。

作　者　简　介

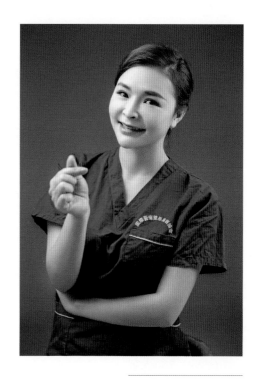

副主编：唐婉涓

《精修线雕——埋线抗衰老综合临床实用指南》

（第2版）主编

《女性生殖器整形美容》副主编

神奇能量针、唐一针、三阳天灸创始人

资深中医养生美容整形健康管理专家

澳大利亚Flinders大学医院管理专业硕士

南开大学医院管理专业研究生

上海中医药大学基础学院讲师

中医内科主治医师

曾参与编写由人民卫生出版社出版的《实用针灸手法学》

曾多次赴韩国三星、首尔美眼鼻等行业知名医院进修学习

★　**技术专长：**整体抗衰老联合运用针雕、线雕、注射美容、PRD应用、干细胞再生医学等非手术疗法，进行面雕、体雕、生殖器修复等。

★　**特色技术项目：**做脸不碰脸，缩阴不碰阴。女性生殖器年轻化治疗等。

序 言

  《女性生殖器整形美容》不仅仅是女性生殖器整复的医学参照，也是性知识与性心理的一次教育普及。本书通过大量的操作案例和图文介绍，深入浅出地阐述了女性生殖器整形手术过程以及前后对比疗效。根据治疗前后程序与医生的临床经验进行详细阐述，使得本作品内容言简意赅，通俗易懂，也表明作者在这一领域已经有所建树。通过对患者持久的跟进与服务，体现了作者的良苦用心。医者仁心不仅要技术精湛，更要懂得关注患者心理，了解患者的需求并给予合理的康复训练计划，真正地本着以人为本的原则，为广大患者解决问题并做好性知识的普及教育，增加人们的幸福指数。

  《女性生殖器整形美容》开创了国内女性生殖器整复美学的先河，未来生殖器美学也必然会更加系统化、标准化、规范化地发展。这是人类生活水平提高的必然趋势，也是功能性康复、时尚女性精致生活的基本需求。本书所介绍的无论是皮肤管理、无创疗法、手术治疗、盆底康复训练，还是药物治疗、心理辅导、性知识教育等，均有其临床意义与价值。作者编写时参阅了大量的参考文献、图书，并结合自己的临床经验，部分章节还针对不同问题的治疗术式进行利弊分析。其知识面涉及广泛，包含性医学、心理学、妇科学、整形外科学、泌尿外科、肛肠外科、康复运动医学等。主要围绕以女性外生殖器美学治疗修复（如维纳斯丘、大阴唇、小阴唇、阴蒂头、阴蒂包皮、处女膜、会阴等，进行形态、毛发、颜色的修正治疗）、功能性修复（阴道松弛、敏感度、紧致度、先天病理修复等，进行形态矫正与功能康复治疗）进行说明。而陈旧性会阴撕裂的修复、先天性阴道闭锁等问题，在妇产科颇为常见。通过外科手段将美容功能与女性外阴修复、阴道再造和收紧等，一次性联合治疗实现多重技术目标，这正是技术与经验的结晶，也是社会发展进步的美学体现。

  随着经济的发展和生活水平的不断提高，人们对美好事物的追求与探索也不断提升。《女性生殖器整形美容》不仅具有深度挖掘的技术价值，而且具有更加广阔的商业价值与市场前景，值得借鉴与推广。对于正确的性知识教育与普及，仅靠医务工作者的力量略显捉襟见肘。这不仅需要社会各界力量的支持，同时也需要合理的教育体制支撑。用全新的科学视角、医学知识树立人们正确的性观念，引导国人的生殖健康意识，增加社会各界的幸福指数，当下已经刻不容缓。

最后我要对所有参编《女性生殖器整形美容》的全体成员致以诚挚的感谢。感谢大家对书中盲区的补充，也给予我一次全新的观念洗礼，同时也希望大家能够再接再厉不断深入探索，为人类更好的明天而奋斗。

金海波

2020年5月

前　言

　　女性生殖器整形美学概念是一个新颖而颇为私密的话题。在传统文化教育下，无论是生活领域还是医学领域，都本着尊重个人隐私、尊重人性为原则。特别是传统文化熏陶下的中国传统女性，则非常隐晦两性话题，更不要说是生殖器整形美学概念。然而在高速发展的经济体制下，追求极致生活与健康和谐显然已成为人们的基本需求。人类也从来没有停止对美好生活的探索，而健康与美丽无论是心理上还是生理上都应该成为我们大家关注的焦点。无论隐晦与否它都真实存在，无论雅俗之间它都悄然发生，影响着我们身边的很多人以及未来生活。作为医者更是人类健康和美好生活的守护神，我们倡导科学，尊重人性，用全新视角阐述医学领域中《女性生殖器整形美容》在生活中的重要意义，以及未来它的技术价值。

　　在经济高速发展的中国，女性生殖器整形美容市场需求两极分化严重，一类是以医学整形美容市场快速发展、生理美学与生活功能性需求为主导，而另一类则为先天病理以及产后整复的需求居多。由于两者之间存在人文观念差异，自然各个服务的要求标准也有所不同。基本可以归纳为3个层面的群体：①病理整复需求群体。②生理整复需求群体。③心理整复需求群体。无论哪种需求都是为了家庭和谐，为了生活能够更加幸福美满。这对于医生的技术要求与美学观念就更加严格，在治疗上不仅是病理治疗，更是为了功能实现以及美学应用。《女性生殖器整形美容》内容涉及非常广泛，包括整形外科、妇产科、泌尿外科、肛肠外科、心理学或边缘亚学科等。本书围绕以人为本的理念，通过无创、微创、小切口等方式，实现低风险、低疼痛、速恢复的功能性疗效与美学需求。以全新的观点与术式，从术前的诊断、方案设计、标准治疗流程、术后康复等，实现患者治疗的安全性、疗效性、功能性与美观性。

　　本书通过对不同生活层面的患者进行匿名采访、持续跟踪，深入患者真实生活与内心世界，深度了解女性生殖器健康和美学引发的社会问题。尽管如今的医学技术成熟、科技发展迅猛，依然有无数人的性生理、性心理饱受折磨，女性健康美学问题正影响着无

前言

13

数人的生活与家庭，难言之隐的背后隐藏了很多故事与教训。而我们希望通过这本书案例的阐述，能给予广大读者更深的启发。让医者真正走进患者的内心深处，了解每一位患者背后的故事。医者仁心不仅要会医人更要会医心，真正地去帮助到那些有需要的人。而《女性生殖器整形美容》将以科学知识层面表达不同类型女性生殖器美学，以及女性生殖病理的治疗方案。通过临床案例、图文对比等，深入浅出地将女性生殖器美学整复进行了描述与总结，为广大读者提供更加全面科学的阅读参照。

需要说明的是，书中提供的有关药物的具体使用方法和用量，均需要根据患者的实际情况进行调整。书中提到的产品、设备、药品、术式等，均不涉及宣传推广成分。希望广大读者根据实际情况选择适合的治疗方案。

借此机会，我要再次向所有参与本书编撰的全体同仁表示由衷的感谢！感谢他们的无私奉献精神，数月来坚持不懈的努力付出，为提高我国女性生殖器整形美容临床技术所做出的贡献。由于本书知识内容涉及广泛，参与编撰人员众多，案例跟进过程持久繁杂。书中难免有所纰漏与表达不当之处，还望广大读者予以批评指正，不足之处还望海涵。

金海波
2020年5月

目录 | Contents

女性生殖器整形美容

第一章
女性生殖器整形美容概论

第一章　女性生殖器整形美容概论

一、女性生殖器整形美容概念

1. 女性生殖器整形道德规范

2. 女性生殖器整形美容定义

3. 女性生殖器健康美学标准

4. 女性生殖器的衰老进程

二、女性生殖器整形美容市场

1. 女性生殖器整形美容市场浅谈

2. 女性生殖器整形美容的必要性

3. 未来生殖器整形美容趋势

4. 生殖器整形美容衍生课题

三、传统文化与生活品质交融

1. 传统文化下的隐忍与痛

2. 生活品质交融传统文化

四、女性生殖器整形美容适用范围

1. 女性生殖器损容性修复

2. 女性生殖器功能性修复

3. 女性生殖器病理性治疗

4. 性生理与性心理的关系

五、生殖器整形美容材料与设备

1. 无创材料

2. 光学设备

3. 手术器械常用工具

六、女性生殖器整形美容共识

1. 女性生殖器整形美容定律

2. 技术操作服务与个人观点

第一章 女性生殖器整形美容概论

一、女性生殖器整形美容概念

1. 女性生殖器整形道德规范

道德规范是对在女性生殖器整形美容中的每一位医者的基本要求。在尊重人性、尊重科学、弘扬医学传统文化的基础上，遵守并履行社会责任与义务，崇尚社会和谐美好，共筑国家繁荣昌盛。必须把社会公德、职业道德、家庭美德的建设作为整个社会主义道德建设的着力点，必须以严谨的医学态度、科学视角来理解与阐述相关技术内涵，必须对所有为本书提供参照素材的人予以崇高的敬意与诚挚的感谢。

2. 女性生殖器整形美容定义

女性"生殖器"即为个人隐私而秘密的话题。无论是女性生殖器美学、健康，还是两性生活之间的话题，在国内女性的心理都是比较隐晦、羞涩的。任何女性都很难公开探讨关于自我生殖形态、性生活有关的问题。而部分先天生殖器畸形以及松弛症患者，宁愿隐忍疾病的折磨也不愿与人提及。

从广义上来说，女性生殖器整形美容是通过无创、低创、小创面等治疗手段，结合不同新型材料与仪器器械，减少患者损伤与愈合周期，实现功能性治疗，并以整形外科美容技术手段实现女性生殖器外观美学整复的一种新型技术，其中包括妇产科的外阴部分的矫正与阴道的修正，改善女性生殖器的内外形态，实现美观与功能性治疗的一种技术手段。

女性生殖器整形美容的具体定义是：通过改善外阴的毛发、颜色、形态实现视觉美观；通过改善阴道松弛、子宫脱垂、盆底康复训练、先天畸形矫正、提高敏感度等，实现女性性功能恢复，改善性生活质量的治疗手段。

3. 女性生殖器健康美学标准

女性生殖器应以健康为首要条件，在健康的基础上实现功能性与美学需求，这已经成为大家的共识。而针对女性生殖器美学标准的调查发现，多数中国女性对自我生殖器美学并无太多的概念和认知。而在已婚男性的调查中发现，男性对女性生殖器美学要求更为具体。有关这方面的内容，请参照第 155 页，"女性生殖器美学调查问卷"。调查数据以美学设计参照，得出以下几个标准（表 1-1）。

表 1-1　女性生殖器美学外观标准

外阴	参照标准
阴阜形状	不宜过于肥厚或干瘪，应适中保持恰当曲线
外阴毛发	不宜过于浓密，且不能完全没有毛发，应少量分布于阴户处
外阴颜色	不宜颜色过深或黑，以净白红润为宜
阴蒂头形态	不宜过于肥大，且阴蒂头包皮不宜过长，颜色不宜过深
大阴唇形态	不宜过于肥厚、松软，毛发不宜过于浓密、色泽太深，尽量无毛为佳
小阴唇形态	不宜过于肥厚、宽长、不对称等，色泽不宜过深

通过表 1-1 列出的女性生殖器美学外观的标准，即女性生殖器年轻态的最佳状态（18~24 岁的女性生殖形态的状态，也称为女性生殖器年轻态标准参照，应符合表 1-1 描述的情况）。

4. 女性生殖器的衰老进程

女性生殖器的衰老进程犹如人体功能的整体衰老进程，大致上可以根据女性生长发育周期来进行简易划分。我们将女性生长周期以 7 年为一个生长周期，第 1~2 个周期内为婴幼儿童期，在这个时期女性生殖器尚未发育完全，无论是内生殖器还是外生殖器均未发育完整。第 2~3 个周期为青春期，在 14~21 岁，女性外阴毛发开始生长、大小阴唇成形，内生殖器逐步发育成熟。外阴颜色鲜艳红润、毛发稀疏、皮肤紧致富有弹性。这也是女性生殖器内外在最佳状态，是女性生殖器整形美容中的美学设计标准的参考。阴阜取名维纳斯丘的来源就是源自这个阶段。第3~4个周期为成熟期，这个阶段由于性生活与妊娠、哺乳，激素水平不稳定，很多女性外阴毛发开始变得浓密，外阴颜色开始加深，阴道松紧度、外生殖器形态发生改变。第4~5个周期为女性内外生殖器衰退过渡期，这个阶段内外生殖器均呈现一定的衰老前期征兆，如阴道开始松弛，外生殖器整体颜色变黑、变暗，皮肤开始松软、下垂等。第5~6个周期为女性内外生殖器衰老期，部分人群在第6个周期进入更年期，这个阶段女性激素水平显著下降。内外生殖器开始衰老，外阴毛发开始发白，大小阴唇松垂严重。部分人群外阴颜色变黑与色素脱失形成等。第6个周期以上均称为老年期，骨容量缺失造成筋膜松软，各组盆底肌肉与皮下软组织萎缩，造成女性生殖器严重空洞与萎缩，部分赘皮下垂严重影响生活和美观，甚至很多女性伴随不同程度的子宫脱垂。

二、女性生殖器整形美容市场

1. 女性生殖器整形美容市场浅谈

中国女性生殖器整形美容市场近几年发展非常迅猛，几乎呈"井喷式"一发不可收拾的景象。而临床案例犹如雨后春笋般的涌现，原本只是妇产科的外科治疗手段，而如今随着人们自身知识水平越来越高，对生殖器美学要求也越来越高，自然市场的需求也越来越大。导致今天女性生殖器整形美容的繁荣景象，主要有以下几方面的原因：

（1）整形美容市场

多年来整形美容市场的白热化、低价恶性竞争严重，客户拓展成本急剧上升（注：进店客单价从2500~6000元不等的成本）。在这种严重不平衡的成本与产出中，所有的机构都迫切需要一些差异化营销策略上的突破，既能增加客单价与盈利收入，还能有效控制成本、控制风险、减少售后服务成本与服务周期。于是各大中小型整形机构逐步增加了女性生殖器整形项目的推广，并加大客户在女性生殖器整复方面的指导，开发没有被触及的处女地"生殖

器整形美容项目"。正是由于这种源头倾斜的广告、教育、投资预算，加速了女性生殖器整形美容市场的推进。在各大广告和媒体推广的位置上，女性生殖器整形类广告屡见不鲜，客户教育接受程度也逐步被普及。但是由于整形美容市场对于老客户的服务体制过于繁杂，各级工作人员工作变动较大，所以针对客户的情感维系一直是最难以克服的焦点，售后服务相对很难深入。特别是针对女性生殖器话题的切入与成交上，增加了项目全面开发和普及的难度。这也是为何渠道市场（注：渠道市场是指美容院、服务行业、异业联盟的珠宝首饰的客户）项目推广更加得心应手的原因。所以很多整形医院争相开拓渠道客户，弥补市场开发的不足。

（2）美容渠道市场（专业美容院）

由于服务体系相对简单，很多的大型美容会所中最主要的利益，均由少数的一部分高端客户创造。几乎一家机构的80%营业额都是由极少数的高端客户产出。由于这些客户资源的重要性与稀缺性，这些高端客户均直接由渠道经营者们一对一维系、服务、跟进，再加上渠道市场日益白热化竞争，成熟的美容市场越来越专业，越来越细化，经营利润自然也就越来越低。依靠单纯的手工操作和技术服务已经无法满足日益增长的房租和人工成本。所以渠道市场唯一能够有所突破和增加盈利的只有他们所拥有的最高端的客户群体。正是因为美容渠道的经营者们对这些客户的重视，无论在情感上还是生活上都非常了解。甚至有些渠道经营者们在客户的服务上投入了大量的时间和成本，用于各种观念的教育洗礼、各种活动的宣传推广、各种贴心的设计与情感投入，甚至走进客户的生活与感情世界等。所以很多美容渠道的经营者通常与客户均以姐妹相处，自然在针对女性话题的切入更加容易，所以女性生殖器整形美容项目（生殖器项目）在渠道的推广上，无论是客户单价上还是数量上均为占绝对的优势。基于这种优势，很多渠道的经营者们也非常清楚，客户始终依赖的是技术医生，所以都对整形机构的合作自然有所防范。几乎所有的治疗都是亲自陪同，甚至术后的照顾也极为贴

心。在整形美容市场的渠道开发上，撬客现象也屡见不鲜，所以渠道的经营者在合作的选择上也格外谨慎，毕竟这是赖以生存的核心客户。为了避免这些撬客的现象发生，很多渠道经营者们宁愿将客户带到境外或遥远的异地进行治疗，也不愿在附近的国内机构治疗。就是为了规避这类直接客户找上门以及撬客的现象发生。然而，真正带动女性生殖器整形美容（注：渠道市场称为生殖器项目）市场发展的却是美容渠道。女性生殖器整形美容在渠道市场的发展初期，是由于专业美容院或养生馆内推广的针对女性生殖器外用的产品、药物、手法、仪器设备、物理治疗的器械等项目的应用而形成的，以治疗女性妇科疾病、预防宫颈癌的病变、促进女性阴道收紧、增加女性阴道敏感度等。通过活动的宣传推广、现场免费检测的情况下，实现快速成交的方式。由于单次活动带来了巨大利益，加速了渠道市场针对女性生殖器项目的发展。但是这种治疗疗效极差，保留时间短暂，很多客户由于个人形象和隐私顾虑也不会轻易去投诉。正是因为这种方式，也逐步让客户有了更加清晰的认知与防范。目前的经营方式是，请医生在当地的整形医院进行合作的模式，既保证了客户的稳定性，又能保障自己的利益，还能更好地控制风险。

2. 女性生殖器整形美容的必要性

中国传统文化教育下的女性，非常注重家庭幸福和谐。很多女性之所以选择生殖器整复，多数是因为家庭的另一半的不满意或者是因为感情因素等方面的原因。其中多数属于妊娠与终止妊娠后的生殖器生理结构发生了改变，影响了正常的性生活，也有一部分是先天病理以及后天产后修复的原因，影响了性生活质量，影响了夫妻情感与家庭和谐，甚至严重影响了人们的身心健康。

有关数据调查显示，无论是男性还是女性，"性"是家庭和谐与感情维系的基础。而很多人缺乏生殖美学概念，甚至不太关注两性的性生活质量。原本与两性有关的知识教育也非常匮乏，人们在两性之间的话题沟通探讨自然缺少。所以导致很多人生理与心理无法得到释

放，长期以来，生活压抑，加上其他原因，产生了近年来的高出轨率与高离婚率。这对于一个家庭来说受影响的不仅仅是男女双方，甚至影响下一代子女的教育与家庭之间的和睦。据有关数据统计，自1987年至2017年的30年间，离婚率增长了6.5倍。自2001年至2017年间离婚增长率每年以8%左右的速度增长。虽然社会发展过程中会有很多因素影响着离婚率，但最终统计都离不开两性关系与情感因素。特别是经济高速发展的今天，人口流动性加大、两地分居者也越来越多，人与人之间的接触相当繁杂，选择性与可比性自然也随之增加。无论是男性还是女性对两性之间的接触和认识也有了可比性。作为女性最后一道秘密防线，女性生殖器整形美容无疑能为生活和情感加分，增加新鲜活力与色彩。所以，现代女性清晰地知道女性生殖器整形美容对于女人的意义。无论是出于个人幸福还是家庭和谐、身心健康，女性生殖器整形美容尤为重要。

3. 未来生殖器整形美容趋势

无论是现在还是将来，人类对健康幸福的含义了解只会越来越深入，对两性生活的品质要求也越来越高。而女性生殖器整形美容也会越来越被社会所接受。市场也会朝着越来越规范化、专业化、人性化的方向发展。在不久的未来也会有针对女性生殖器整形美容的专业科室与机构。女性生殖器整复的范围会更加广泛、更加精细。一部分不规范的工作室、渠道的生殖器整形项目的操作，也将会被逐步淘汰，对执业医生的专业技术要求也会越来越高。而整体市场的容量也会越来越大，有关行业的从业人员也必然会随之增加。生殖器整形项目的发展也将按两个方向来细分：①私立机构多数会朝专业的整形美容方向发展。②公立机构则会向生殖器整复疾病治疗方向推进。但是无论哪种层面均会更加尊重隐私、尊重人性、尊重科学。

4. 生殖器整形美容衍生课题

女性生殖器整形美容覆盖的知识面相当广泛，而且针对性的衍生课题也是非常繁杂，如：①术后的康复性产品（术后洗护类用品、药品、物理康复仪器、康复工具与设备、日常两性针

对性应用类等），更加方便、更加人性、更加尊重个人隐私的设计，满足广大女性的术后康复应用（图1-1）。②术后的康复训练（根据个体差异设置不同的康复课程，举例如肌肉康复训练、敏感点开发训练等）。③心理辅导类课题（两性行为与性知识教育、性心理康复课程、情感心理辅导等），从根本上解决两性生活中的心理问题。④女性生殖器美学设计（美学标准的界定、适应证范畴与应用、治疗美学设计等），以全新的视觉审视女性生殖器年轻化的状态设计。⑤个人的专属定制项目的衍生（根据个人的需求设计合适的女性阴道尺寸大小与外观、女性生殖器毛发形态、女性生殖器年轻化状态修复等），满足两性隐秘生活中的不同诉求。这是一个非常繁杂而专业的新课题，有很多领域我们尚未触及与开发，这有待于更多的医务工作者继续学习探索并不断完善。

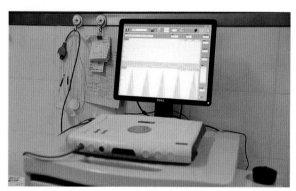

图1-1　生殖器敏感康复治疗仪

三、传统文化与生活品质交融

1. 传统文化下的隐忍与痛

在回访与调查中发现，很多女性因为先天性生殖器缺陷或闭锁，宁愿承受多年的痛苦也不愿轻易进行治疗。最主要的原因是心理自卑与残缺羞耻的心理作祟。还有是由于之前有关女性生殖器整复人群相对较少，有关机构对外的教育宣传几乎为零，所以很多人接触不到有关的知识与信息。原本可以通过医学手段治疗很快就能解决的问题，很多人却因无知选择忍受痛苦，有些人甚至因此耽误了最佳治疗时机而悔恨终身。所以在传统文化思想的教育下，

我们有责任和义务对有关性知识、性健康，进行教育、宣传、普及。让更多有需要的人可以更方便、更加快捷地获得更多的资讯，更好地为广大女性朋友服务。

2. 生活品质交融传统文化

现代女性对美的追求已近乎极致，不仅追求容貌、体型的完美。更有甚者，有人提出美丽到脚趾的苛刻要求。女性针对自我完美的塑造也从来没有放慢脚步。经济是支撑生活水平的基础，需求是支撑市场发展的动力。之所以近些年国内女性生殖器整形美容市场容量快速增加，反映了市场需求与人们认知的快速变化，人们对生活品质的要求也在提高。正是有了经济基础的保障才有国人更高的生活品质需求。

在女性生殖器整形美容项目上的群体大致分为两个层次，一类是时尚尖端的弄潮儿，她们生活条件优越，物质基础丰厚。在对生活品质追求的同时也对自己有着严格的要求。两性生活方面自然也是必备基础。这类群体经济实力强劲，对女性生殖器整复的要求也比较苛刻。还有一类是由于先天病理、产后修复、外源损伤修复人群。这两种类型的群体，在治疗选择上也有着明显的区别和差异。前者做生殖器整形美容通常会选择专业的私立整形机构，而后者基本都选择公立机构进行治疗。

四、女性生殖器整形美容适用范围

1. 女性生殖器损容性修复

女性生殖器损容性修复主要是指对影响女性外生殖器美观的因素进行修复治疗的一种方式，其中包括外阴色泽、形态、毛发、皮肤紧致度等方面。

（1）色素性问题

色素性问题主要是以女性外生殖器颜色加深，由粉红色变成深咖色、棕色、黑色等。这些都是正常现象，并不影响身体健康。但是随着年龄的逐步增长，很多女性会发现自己的隐私部位有变黑的现象（图1-2），主要与遗传因素、激素水平、性生活频率、色素沉着等有关。这种类型的问题通常需要采用激光设备进行色素

性治疗，部分需要配合局部漂染上色来进行改变。对于比较顽固的色素很多外科大夫采用皮瓣手术直接祛除黑色上皮组织来实现快速治疗。少数人群采用润色唇膏进行短暂性局部的色素遮盖。其次是外阴白斑病，临床上的正式名称为：外阴营养不良或外阴癌前病变。这是一种细胞发生病变引起的疾病，由于细胞的病变，无法从体内吸收营养，造成患者的身体抵抗力和恢复力下降。往往因多年的患病导致了患者的各种妇科疾病的伴发，如皮肤表面的硬化、粗糙、瘙痒、溃疡、破裂等，重度患者还伴发有外阴的萎缩或增生，由于80%以上的患者都会出现不同程度的外阴皮肤变白（花白），俗称其为：外阴白斑。这种类型的问题，通常病理机制复杂，治疗难度较大，不能将其归纳入女性外生殖器损容性修复治疗范畴（图1-3）。

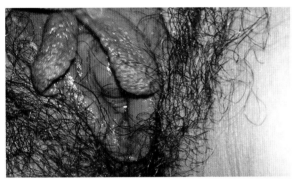

图1-2 小阴唇变黑

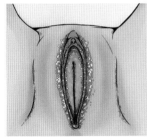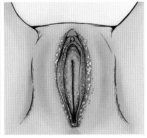

图1-3 外阴白斑

（2）毛发类问题

女性外阴毛发在女性生殖器美观上有着重要的作用。不同国家和地域对女性外阴毛发有着不同的理解。一般的要求是既不能太过于浓密也不能完全没有。过于浓密的很多人觉得女性欲望太强，完全没有（即无毛症女性）民间俗称"白虎"。虽然只是迷信，但是很多人的心理都会或多或少有些疑惑。据有关数据统计：毛发浓密的女性占46%左右，无毛症占3.2%左右，肛周有毛发的占38%左右，阴部毛发弯曲者占87%左右。西方女性有剃去阴毛的习俗，女孩子从小就能得到修正或剃除阴毛在内的性教育知识。浴室里都备有剃须刀，浴后都要刮一次阴毛。没有阴毛的外阴干净、凉爽，大大减少下生殖道感染的机会。就如同一些民族的小男孩从小就要切除过长的包皮，龟头干净了，感染、阴茎癌的发生率也会大大降低，这是一种卫生、健康的选择。针对毛发过于浓密以及硬度较大的人群，通常采用激光去除的方式进行永久性脱落，并改善毛发的软硬度实现浓密毛发变成绒毛的治疗。针对有些要求快速一次性去除的则采用通过微创的方式直接移除阴部毛囊的办法，进行一次性去除，并按照要求设计形态修饰出理想的形状。无毛症患者可根据需要进行局部的毛发移植。这类移植通常采用头皮上的毛囊进行移植，还可以根据患者的要求，选择事先设计好的不同阴毛形态轮廓进行种植。

（3）形态美观性问题

外阴形态美观度是指：阴阜（维纳斯丘）、阴蒂头（含包皮）、大阴唇、小阴唇、阴道口的形状。通常需要通过无创、微创、外科技术手段等进行治疗。根据实际需要可以配合光电仪器进行切割、分离，使用抽吸填充设备进行局部抽吸填充，也可以采用微创植入材料进行局部修正，减少出血量和减少手术时间。通常操作的项目有：大阴唇修正、阴蒂包皮修正、大阴唇填充、阴阜填充与抽脂、小阴唇过于肥大修正、小阴唇不对称修正、处女膜修补、外阴皮肤松弛治疗等，通过形态修正实现更加完美的外阴形态。

2. 女性生殖器功能性修复

在现实生活中，女性生殖器功能性修复占女性生殖器整形美容治疗的37%左右，也就是说少数女性还是因为功能性障碍而接受治疗，而多数群体是因为外在的美观与缺陷接受治疗。女性生殖器功能性整复大致分为以下三大类。

（1）女性性冷淡

女性性冷淡形成的原因是多方面的，复杂

7

而多变。我们根据实际情况进行了大致分类，有以下这些方面因素容易造成女性性冷淡。

A. 生理因素：通常是以女性生殖器结构因妊娠或终止妊娠形成阴道松弛、肌肉乏力、阴道干涩等因素，造成性生活感受不佳，甚至缺乏性愉悦造成性冷淡。也有因为男性生殖器结构的老化、生理功能减退，形成阳痿、早泄无法给予性满足的条件，导致女性性冷淡。有些是个人情绪的影响加剧，如紧张、不安、焦虑、忧郁、缺乏信任、羞涩、内疚、厌恶、哀伤、恐惧、敌意等情绪，都可以减少女性生殖器的血流量，从而导致女性性反应的缺失，也就形成女性的性欲低下乃至性冷淡等。

B. 心理因素：在童年期性教育不当、性骚扰、性侵等造成心理创伤或因宗教信仰偏执意识，认为性行为是肮脏、下流、淫荡、罪恶的，从而对性生活产生厌恶反感情绪。也有因为恐惧受孕、感染疾病等因素所致。还有的是感情因素也是因为心理不接受，而产生排斥厌恶性生活的一种冷淡表现。性冷淡中心理因素占据了很大一部分原因。

C. 药物因素：长期口服避孕药、降压药、抑酸药、抗焦虑药和抗抑郁药等都会影响女性性欲。所以用药前建议，问清药物副作用，并采取非激素避孕措施。减少药物对女性自身激素水平的影响。

D. 压力因素：有些人家里家外的照顾，还要身兼数职，高强度、高压力、高度紧张工作等。不仅生活不规律，睡眠也难以充沛，以及现代生活压力都会导致女性激素水平变化，扰乱性反应周期，影响性欲。所以合理安排生活、洗个热水澡等都有助于缓解压力，放松身心。

E. 形象因素：容貌、体型、生活遭遇与随性的影响，如发胖或怀孕导致身材变样，会对女性造成心理压力，进而影响心情。所以建议，积极运动减肥，有助于提升自身性感认可度，提高性欲，能保持体型与容貌年轻态。

F. 环境因素：由于居住条件差，使女性心情不愉快、不专注，难以激起性兴奋，从而干扰性生活，导致性冷淡。特别是大家庭环境下老年人的无意识干扰、顾虑小孩、担心老人觉察等。

G. 激素水平：女性在绝经期之前，雌激素水平下降，导致性生活受影响。此时，阴道组织润滑度更差，干涩引发疼痛，进而让女性怕过性生活。建议与医生商讨激素替代疗法的利弊。如果阴道干涩，可选用雌激素药膏、栓剂或者润滑剂。

H. 缺乏性知识：女性朋友缺乏性知识，害怕性交会产生疼痛或者不懂男女性心理差异，新婚之夜男方动作粗暴急躁，很快达到性高潮并射精，女方却未体验到快感，相反还感到不适或疼痛，甚至会产生阴道痉挛。长此以往，就会对性生活日益冷淡。

I. 情志郁症：抑郁会导致性冷淡。一些抗抑郁药物有助于改善性生活，但有些药物会导致难以达到性高潮。建议考虑心理治疗和接受专家指导，改善身心健康状况，可促进生殖器血液循环。

J. 感情因素：夫妻感情不和睦，互相不信任，经常猜疑或反感，则无法产生性兴奋。应积极改善夫妻感情，消除夫妻间的心理隔阂和各种消极情绪，协调性生活节奏，互相配合、互相谅解。男方不要急躁粗暴，要帮助女方逐步达到性高潮。

K. 过度自慰：适当的自慰有助于身心健康，但是过度的自慰会带给人体极大的危害。

L. 药物助性：丈夫服用助性药物，能随时投入性爱，但是妻子性唤起则需要更长时间，夫妻在性欲方面反差会更大，因而容易导致女性性欲受挫。夫妻应敞开心扉，相互探讨沟通，增进相互了解，提高性爱质量。

M. 疾病缠身：一些女性性欲低下是甲状腺等内分泌问题所致。纤维性肌瘤、贫血、糖尿病及类风湿等疾病都会影响情绪，导致疲劳或疼痛。专家建议应关注疾病症状，有病及早医治，消除疲劳不适，恢复健康性爱。

N. 过于洁癖：一些女性因为过分爱干净，不愿意让对方碰自己的生殖器部位，这会影响她获得快感。同时，女性过分清洁会阴部位，还会破坏阴道环境，可能引发妇科疾病，加重其对性爱的反感。

不管是什么原因，性冷淡都可以通过治疗而好转。当一个人开启性敏感点或刺激点之后，或是找到适合自己的治疗方法之后，性冷淡的症状就会消失。

（2）女性G点敏感度增进

女性狭窄而湿润的阴道内藏有比较多的敏感地带，G点、A点、U点都是触发性刺激的机关。那究竟G点、A点、U点在哪里呢？我们一起来了解一下（图1-4）。

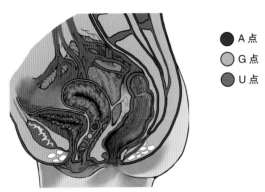

● A点
○ G点
● U点

图1-4　阴道敏感点A点、G点、U点

1）A点：女性阴道A点位于子宫与阴道G点之间，也就是在阴道内上缘7cm左右，因为A点较宽且柔软，不太明显，而且位置很深，很难用手触摸得到，所以很多人都忽视了这点。其实A点比G点的刺激度、兴奋度更高。

2）G点：G点位置在阴道壁上缘内5cm左右，大概有一元钱硬币大小的皱褶区域，只要人为刺激这个区域就能产生超强性刺激与性愉悦。由于这个部位位于耻骨联合的内侧，所以触摸时需要手指弯曲才能勾到，这个部位也是有一个狭小的朝内上的皱褶区域。

3）U点：位于阴道入口处2.5cm左右。人们经常把U点同G点弄混。U点的刺激会使女性产生排尿的欲望。当U点刺激与阴蒂刺激联合进行时，会取得更好的效果。而女性的潮喷现象就是对U点和G点共同刺激的结果。

在更详细了解女性生殖器结构和女性敏感点后，才能更加精准地进行训练、开发、适当配合增加敏感度刺激的工具以及治疗搭配，实现最佳的敏感疗效的增强。

（3）女性阴道松弛症修复

女性阴道松弛症的修复，需要根据患者身体指标的实际诊断情况来选择相对应的治疗方案，并非一概而论。在治疗方案的选择上从无创、微创、手术、理疗等技术手段均可实现不同程度的治疗。但是治疗的方式、疗效、感受、维持时间、安全系数、术后恢复周期等，都有着不同程度的差异。医生通常会给予最中肯的建议，而具体治疗方式上的选择，则需要尊重患者自己的意见。根据不同治疗方式的分类，以下进行优劣分析和对比说明。

1）注射治疗：通常采用的材料以注射填充剂、生长剂为主，主要有：胶原蛋白、玻尿酸、童颜针、PRP类等。这些材料使用时，最大的优势是患者随时做随时走，低创无痕，恢复周期通常只需3~7天，既不影响工作生活，也不影响正常性生活。但是由于材料本身的原因也存在一定风险，如玻尿酸、胶原蛋白在操作中必须注意回抽，避免误入血管形成栓塞造成局部组织坏死。所以注射治疗对医生的技术要求也相对较高。而童颜针和PRP类生长类型材料的特殊性相对风险系数要低，疗效时间周期则更长，通常采用少量多次的治疗方式（图1-5）。

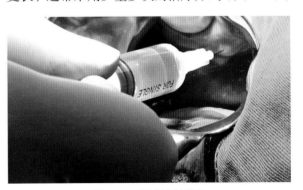

图1-5　阴道注射填充

2）手术治疗：主要是针对陈旧性损伤的修复、阴道横隔、阴道纵隔与闭锁治疗、阴道收紧、大小阴唇、阴蒂头修正、处女膜修复类需求的群体。手术治疗的最大弊端是恢复周期长，手术恢复过程比较痛苦，且需要2~3个月的恢复周期，术后需要配合康复训练等。而这种治疗最大的优势是，相对来说维持时间长，治疗的效果好。对于有足够恢复时间并且没有太多限制的人群来说，这是一种不错的方案选择（图1-6）。

3）微创治疗：主要是通过微小创面实现局部的收紧、形态修饰、敏感度治疗的方式。通常是埋置可吸收和非吸收的线体材质，通过填充、紧致、促进局部生长、弹力收缩等治疗方案，实现微小创面快速治疗的方式。这种方式创面小、恢复快、效果好，适合于微调以及内外收紧的群体，很多人采用微创配合注射治疗的方式，实现快速恢复和持久疗效。这种方式最大的弊端是对手术者技术要求较高，否则容易因纰漏而形成局部感染。这种微创治疗方式通常不影响工作和日常生活，只需要2周左右的恢复周期即可恢复正常性生活（图1-7）。

4）激光治疗：这种治疗方式主要采用10600nm与1550nm激光的治疗方式，通过光热头进行局部的热凝固、热剥脱进行的促进局部组织生长重建，实现紧致治疗的疗效。但是由于黏膜内组织相对湿度较高，凝固穿透深度有限，治疗疗效短期内较好，但是维持的时间相对较短。适合于一些轻度改善需求的群体，也用于阴道黏膜重建后的敏感度增加，并不能作为持久治疗的手段（图1-8）。

5）药物治疗：通常采用通过纤维修复元素在阴道释放，渗入阴道黏膜与阴道壁的弹力纤维，使用一段时间后待弹力纤维修复，从而自然收缩阴道，提高接触的快感。这类型的药物品类繁多，如胶囊、凝胶、丹药、缩阴棒等。外用药物不能持久使用，且效果维持相对有限。这种治疗方式最大的优势是无痛无创、无恢复周期，但是必须在医生指导下操作和使用。在新闻报道中，女性生殖修复因为使用药品不当造成的人为伤害比比皆是（图1-9）。

6）运动缩阴：是通过会阴收缩达到缩阴的效果，可配合设备、工具、仪器来加强训练效果，本来是一种为了治疗和训练产后大小便失禁的女性的手段。它以洛杉矶医生阿诺德·凯格尔的名字命名，也叫凯格尔运动。凯格尔在20世纪40年代推广了这项训练。凯格尔运动的目的是加强盆腔底部肌肉的力量，这些肌肉从耻骨后方向前方伸展，并包围阴道口和直肠。加强训练盆腔底部肌肉可以促进尿道和肛门括约肌的功能，防止肛门失禁。还有一种是PC肌的训练法，在1952年时被发现，当用力忍尿时所造成的刺激可使阴道口的PC肌出现收缩现象。它又牵连着本来不具收缩功能的阴道壁，使它也随之引起收缩。这些肌肉运动训练方式最大的

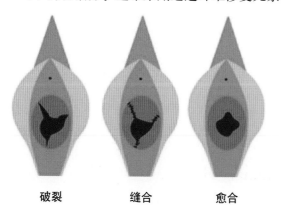

破裂　　　缝合　　　愈合

图1-6　处女膜修复

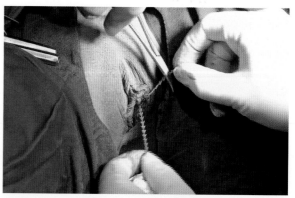

图1-7　弹力硅胶植入

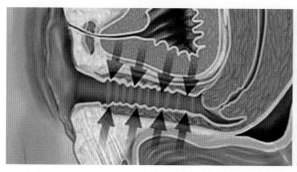

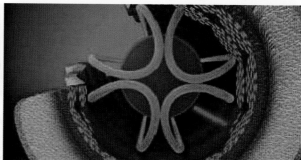

图1-8　阴道光学收紧操作

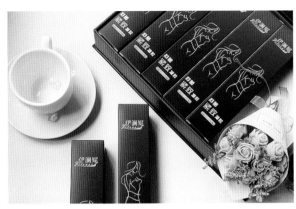

图1-9 缩阴产品

优势是，没有成本而且比较健康，无副作用，通过日常短暂的训练就可以获得效果。但是相对时间周期比较长，要求在非常专业的人士指导下进行，我们通常采用"凯格尔练习法"进行盆底康复治疗（图1-10）。

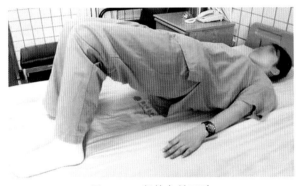

图1-10 凯格尔练习法

7）徒手缩阴：徒手缩阴的手法是根据肌肉的走向、骨骼定位，依靠特定的手法进行骨骼复位、肌肉分离筋膜刺激等调节方式，实现盆骨复位、刺激肌肉收缩、收紧阴道间隙等。这种方式需要对盆底整复手法非常熟练，再通过后天的肌肉训练实现最终的疗效。这种治疗手法比较独特，持久性相对较差，效果因人而异，并非所有人群都适合。而且需要配合持久的肌肉收缩训练才能实现最佳的疗效。所以不同女性阴道松弛症修复方案，需要根据自身的情况选择相对应的治疗方式，最终实现想要的女性阴道松弛症修复效果。

3. 女性生殖器病理性治疗

在女性生殖器整形美容中，最主要的病理机制分为先天结构和后天形成两大类。

（1）生理结构性问题

女性生理结构性问题相对比较多见。从外阴美观形态上分类主要有：①阴阜过于肥厚或干瘪。②大小阴唇不对称或者过长、过于松弛等。③阴蒂头包皮过长、阴蒂头过小或过大等。④处女膜缺损或不够美观。⑤阴道松弛、分娩侧切修复欠佳等。而结构性病理类通常有：①因组织结构形态形成的阴蒂头、A点、G点、U点敏感度低。②阴道过于紧致或闭锁等出现性绞痛与痉挛现象等。通常以上这些问题非常多见，且现在接受治疗的患者相对较多。

（2）先天性阴道闭锁

先天性阴道闭锁主要有：处女膜闭锁、阴道闭锁、先天无阴道等。这类治疗群体相对来说较少。在所有女性生殖器整形美容的治疗中大概不到2.7%。处女膜是位于阴道外口和会阴的交界处的膜性组织，正常处女膜分为有孔型、半月形、筛状、隔状、微孔型。如完全无孔隙，则为处女膜闭锁，是女性生殖器官发育异常中较常见的类型，发病率为1/2000～1/1000。先天性阴道闭锁是在发育过程中，是窦阴道球和泌尿生殖窦之间的膜性组织，胎儿时期部分被重吸收形成孔隙。处女膜闭锁系泌尿生殖窦上皮重吸收异常所致。此畸形多为散发，偶有家系报道。早发现，早治疗，手术解除处女膜闭锁、阴道闭锁是最佳途径。

4. 性生理与性心理的关系

性生理（sexphy）分为先天遗传与后天形成两部分。遗传（内驱动）包括异性对象的选择及性行为发生的时间，例如，只有到青春期才出现接近异性的需求及具备进行性交的能力，如阴茎勃起、阴道润滑及性反应的周期活动；后天形成则是社会学习的成分，例如带有民族传统的择偶标准，进行性交的各种体位及姿势，外界感官的刺激产生阴茎勃起，阴道润滑及性反应等。有些人先天生殖器结构、激素水平、体质状态就存在差异，而后天的生活习惯、个人护理、疾病等，都会影响正常的性生理。

性心理（sexpsy）是指在性生理的基础上，与性征、性欲、性行为有关的心理状态与心理过程，也包括与他人交往和婚恋等心理状态。性生理是性心理发展的生物学基础，性生理发育的障碍或缺陷，会使性心理的发展出现偏差。

世界卫生组织对性心理健康所下的定义是：通过丰富和完善人格、人际交往和爱情方式，达到性行为在肉体、感情、理智和社会诸方面的圆满和协调。性心理健康是人类健康不容忽视的重要组成部分，近年来越来越受到人们的重视。女性的性行为通常是先要从心理上接受，才能接受性的过程。而男性则相反，在性生理的刺激下可以先有性行为后，再逐步培养心理情感。

从现代观点来看，性行为应是生理、心理、社会三重影响共同作用的结果，任何单一观念都难以说明人的性本能的本质。

（1）生理缺陷引发自卑心理

"性自卑"无论是男性还是女性，主要原因多数因为生理缺陷所引发，其中包含生理结构、生理功能、疾病、精神类刺激等因素。如女性外阴形状、颜色、毛发、胸部、体型等。无论在公共场合还是夫妻私下相处都会遮挡掩饰，逃避因自身缺陷引发的尴尬。这是所有人的正常反应。而男性同样会因阴茎短小、阴囊过大、无毛症、功能低下等因素形成自卑心理，并通过各种生活表现来掩饰内心。所以无论男性还是女性的生理缺陷，我们都可以通过正常的医学手段进行治疗或予以纠正。不仅是治疗问题的本身，更能释放个人压抑的情绪，彻底摆脱个人的自卑心理。

（2）女性生殖器对性生活的影响

未生育前大多数女性相对骨盆较窄，耻骨联合紧密，阴道紧致而富有弹性，外阴色泽鲜艳而轮廓周正。女性在经历过生育后的骨盆扩大、韧带松弛、耻骨联合与骶髂关节变宽、骶尾关节后移、阴道扩张性松弛、会阴横膈肌扩张等一系列变化后，很少有人能恢复到未生育前的状态。特别是经历过多次生产或胎儿比较大时，还有一部分高龄产妇恢复更加困难，很多女性就更加不能回到从前的状态。所以很多产后夫妻生活会发现双方对房事比较淡薄，没有以往的兴致了。其主要原因就是生理结构的改变，阴道松弛度增加、外阴美观度下降，既影响双方的真实感受，也影响视觉感官。这也是很多女性非常注重产后修复与生殖整形美

容的最主要原因。所以提高性生活质量首先应重视女性生殖器年轻态的重建和修复。

五、生殖器整形美容材料与设备

在配合女性生殖器整形美容有关的材料与设备的选择上，必须符合国家相关法规的要求，同时也需要针对不同类型的适应证选择合适的手术材料与产品。确保在安全的基础上实现最佳的疗效，降低患者的痛苦，减少恢复周期。这不仅需要对材料设备非常了解，还需要在技术应用上更加熟练。做到以患者为中心，解决问题确保安全为基础。

1. 无创材料

无创材料分为注射填充、注射生长两种类型的材料。

（1）玻尿酸

玻尿酸一般指透明质酸，又称糖醛酸，别名为玻璃酸、糖醛酸、HA 等。基本结构是由两个双糖单位 D- 葡萄糖醛酸及 N- 乙酰葡糖胺组成的大型多糖类。与其他黏多糖不同，它不含硫。它的透明质分子能携带 500 倍以上的水分，为当今公认的最佳保湿物质，广泛地应用在医疗、美容、保养品和化妆品中。玻尿酸与其他糖胺聚糖有很大的不同，它不被硫酸化，不与蛋白质共价结合，而是以游离形式或非共价复合体形式存在，它的结构虽较简单，但相对分子质量很大，它是唯一不限于动物组织并且产生于细菌中的糖胺聚糖。适用于女性生殖器填充的玻尿酸品牌繁多，通常建议使用瑞蓝 2 号、瑞蓝 3 号（图 1-11）。

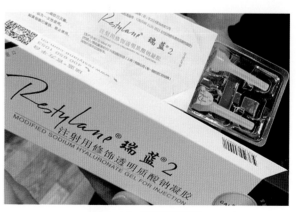

图 1-11 瑞蓝玻尿酸

1）主要用途：玻尿酸是具有较高临床价值的生化药物，广泛应用于各类眼科手术，如晶体植入、角膜移植和抗青光眼手术等，还可用于治疗关节炎和加速伤口愈合。将其用于化妆品中，能起到独特的保护皮肤作用，可保持皮肤滋润光滑、细腻柔嫩，富有弹性，具有防皱、抗皱、美容保健和恢复皮肤生理功能的作用。

2）适用范围：在女性生殖器整形美容中主要用于阴道壁填充、G点丰盈、小阴唇注射、阴蒂头丰盈术、阴阜高光设计等。

3）使用禁忌：生理期、孕期或哺乳期女性、年龄在18岁以下的患者、局部有炎症或感染的皮肤、服用抗凝血药期间均不应使用该产品，如果使用，引起肿胀或出血风险极大，比如说服用阿司匹林和非类固醇消炎药。建议医生在注射前向求美者询问是否对透明质酸过敏以及既往病史。

4）注意事项：透明质酸应无菌操作，限一次性使用，透明质酸凝胶破损后禁止使用。妇科炎症明显时不宜注射，必须等待炎症消除后再注射透明质酸凝胶。操作时必须谨慎回抽避免误入血管形成血管栓塞。透明质酸遇杀菌消毒剂苯扎氯胺、季铵盐等，会产生沉淀，使用时应充分注意。孕妇及哺乳期妇女慎用，肝功能损害者慎用，透明质酸凝胶过敏者慎用。

5）不良反应：

A. 过敏：可能会有过敏现象的产生，注射填充局部出现红、肿、热、痛、痒等过敏反应，少数群体会出现迟敏反应，通常在2~3周后出现。所以操作后应该谨慎观察，一旦有不适应及时复诊。

B. 栓塞：在操作中不幸误入血管有可能形成血管栓塞现象，一旦发生必须即刻进行溶酶处理，避免人为局部损伤造成缺血性组织坏死。

C. 感染：无菌操作不当或与其他材料混搭等不当操作，可能造成局部感染。

（2）胶原蛋白

胶原蛋白是生物高分子，为动物结缔组织中的主要成分，也是哺乳动物体内含量最多、分布最广的功能性蛋白，占蛋白质总量的25%~30%，某些生物体甚至高达80%以上。畜

禽源动物组织是人们获取天然胶原蛋白及其胶原肽的主要途径，但由于相关畜类疾病和某些宗教信仰限制了人们对陆生哺乳动物胶原蛋白及其制品的使用，现今正在逐步转向海洋生物中开发。欧洲食品安全局（EFSA）已证实了从动物骨骼来源的胶原蛋白不存在感染疯牛病和其他相关疾病的可能。由于氨基酸组成和交联度等方面的差异，使得水产动物尤其是其加工废弃物的皮、骨、鳞中所含有的丰富的胶原蛋白具有很多牲畜胶原蛋白所没有的优点，另外来源于海洋动物的胶原蛋白在一些方面明显优于陆生动物的胶原蛋白，比如具有低抗原性、低过敏性等特性。因此水产胶原蛋白可能逐步替代陆生动物胶原蛋白。胶原蛋白种类较多，常见类型为Ⅰ型、Ⅱ型、Ⅲ型、Ⅴ型和Ⅺ型。胶原蛋白因具有良好的生物相容性、可生物降解性以及生物活性，因此在食品、医药、组织工程、化妆品等领域获得广泛的应用。

1）主要用途：胶原蛋白是机体自然蛋白，对皮肤表面的蛋白质分子具有较大的亲和力、较弱的抗原性、良好的生物相容性和生物降解安全性，可降解吸收，黏着力好。由胶原制成的手术缝合线既有与天然丝一样的高强度，又有可吸收性，在使用时既有优良的血小板凝聚性能，止血效果好，又有较好的平滑性和弹性，缝合结头不易松散，操作过程中不易损伤机体组织，对创面有很好的黏附性，一般情况下只需较短时间的压迫就可达到满意的止血效果。所以胶原蛋白可以制成粉状、片状及海绵状的止血剂。同时用合成材料或胶原蛋白在血浆代用品、人造皮肤、人工血管、骨的修复和人工骨以及固定化酶的载体等方面的研究和应用方面都十分广泛。在女性生殖器填充上通常选用双美（sunmax）胶原蛋白植入剂（双美Ⅰ号）（图1-12）。

2）适用范围：在女性生殖器整形美容中主要用于阴道壁填充、G点丰盈、小阴唇注射、阴蒂头丰盈术、瘢痕创伤性修复等。

3）使用禁忌：生理期、孕期或哺乳期女性、年龄在18岁以下的患者、局部有炎症或感染的皮肤、服用抗凝血药期间注射该品，引起肿胀

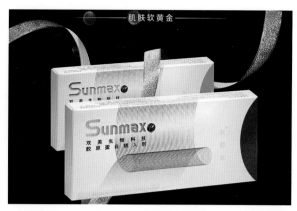

图1-12 双美胶原蛋白

或出血风险极大,如服用阿司匹林和非类固醇消炎药,建议医生在注射前向求美者询问是否对胶原蛋白过敏以及既往病史。

4)注意事项:

A. 控制好单次用量,局部注射每次不能超过4mL,尽量采取少量多次的治疗方式进行治疗。

B. 注意操作规范性,注射前均需强力回抽避免误入血管内注射。

C. 注意无菌操作规范,避免局部损伤形成溃破性感染,并注意术后护理,避免术后恢复期内的性生活。

5)不良反应:

A. 注射的胶原蛋白相对于人体来说是异体蛋白,可能会发生过敏反应的副作用。不过胶原蛋白过敏发生急性过敏症状者极少,主要为迟发性过敏反应,多为过敏性皮疹,及时就医处理即可。

B. 在注射胶原蛋白的时候,针头难免会扎破治疗部位细小的毛细血管,但是一般不会选择有大血管的部位注射,因此,不会出现大出血,只是会有小部位的瘀血青紫,正常情况1周内会消退,属于暂时性不良反应。

（3）童颜针

童颜针又叫聚乳酸（PLA）或聚丙交酯,是单个的乳酸分子中有一个羟基和一个羧基,多个乳酸分子在一起,–OH与别的分子的–COOH脱水缩合,–COOH与别的分子的–OH脱水缩合,就这样,它们手拉手形成了聚合物,叫作聚乳酸。聚乳酸也称为聚丙交酯,属于聚酯家族。聚乳酸是以乳酸为主要原料聚合得到的聚合物,

原料来源充分而且可以再生。聚乳酸的生产过程无污染,而且产品可以生物降解,实现在自然界中的循环,因此是理想的绿色高分子材料。在美容填充方面的应用通常使用前需要经过24小时左右的乳化过程,才能进行局部填充与注射（图1-13）。

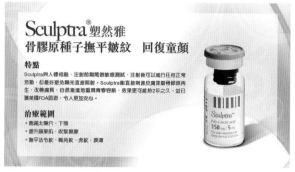

图1-13 塑然雅童颜针

1)主要用途:童颜针在美容上的用途比较广泛,通常用于除皱:额纹、眉间纹、鱼尾纹、唇纹、鼻背纹、法令纹、颈纹、手背纹、隆鼻、丰额、丰太阳穴、丰面颊、丰唇、丰下巴、丰耳垂、卧蚕等。童颜针在女性生殖器整形美容中主要用于维纳斯丘打造、阴道壁填充、G点丰盈、小阴唇丰盈、大阴唇填充、阴户丰盈术、阴蒂头增大等。

2)使用禁忌:

A. 妇科炎症严重或其他传染性疾病患者不宜操作。

B. 严重糖尿病以及心肾疾病患者不宜操作。

C. 生理期（含前后2天）、妊娠期、产后3个月内禁止操作。

D. 长期使用或正在服用抗凝类药物患者禁止此类操作。

3)注意事项:

A. 术前必须告知身体健康状况,并接受血常规、妇科检查。

B. 操作后必须进行5~7天的局部均匀力量按摩。

C. 术后7天内禁止同房或局部污染。

4)不良反应:

A. 填充局部没有被均匀揉开,可能会产生局部肿块或硬块,形成不平整的现象。

B. 剂量把握不准容易形成效果不明显,或

者局部增生过度的现象。

C. 部分人群容易出现注射后局部肿胀严重且恢复缓慢。

D. 感染类现象比较少见，通常是术后即刻同房或不洁性生活引发。

E. 过敏现象非常少见，极少数人会在注射 7 天左右出现红肿热痛痒的过敏症状。

（4）可吸收植入线

可吸收植入材料相对品种比较多，最常用的材料有 PPDO、PCL、PLLA、PA6/66 等。这些材料由于不同的物理特性以及吸收时间的差异，所以在应用上也有选择性的偏好。如 PPDO 材料降解时间为 6~8 个月，属于短效材质，通过自身的降解吸收前促进包膜形成，增加局部创伤愈合后胶原蛋白再生，实现想要的治疗疗效。而 PCL、PCLA 材料降解周期相对较长，通常需要 2~3 年才能完全降解。但是这种材料相对柔软比较适合阴道壁的填充和应用，时间周期也长，所以通常为中长效的选择。PCL 还有另外一种作用就是淡化色素增加高光效果的设计，这是其他材料所不能做到的。而 PLLA、PLA 材料则由于天然的促进生长的能力，能够实现 3~5 年的治疗疗效。这种促进自体生长的性能增加了临床的选择性，但是它们也有本身材质的物理特性的缺陷，那就是比较硬而且降解的周期比较长，有些半年后还依然能产生顶线漏线的现象。这对于柔软的阴道壁周边的组织来说容易顶线，特别是在超长时间的剧烈摩擦中就尤为突出。所以相对操作的医生技术要求非常高。而 PA6/66 材料为长效吸收材料，相对柔软且物理抗张力相当优秀，所以术后的缝合不失为非常不错的选择。这种超长降解周期达 3~5 年之久，给很多医生提供了更加长效的选择参照。

可吸收植入线材在生殖器应用中最常见的有 3 种，一种是多股线（也称之为填充线、须须线、爆炸线等），多用于阴道壁黏膜下的空间填充用，增加阴道黏膜下胶原生长，缩小阴道尺寸，适合轻、中度的调节，通常 1 根填充线包含有 8~16 根小线，可以促进 1mm 左右直径的胶原增生。还有一种是单丝锯齿长线，通常从 21~70cm 长度不等，这种材料为双向锯齿线。锯齿朝内

的一种拉力缝合线，通过双向锯齿拉力实现外阴轮廓收紧的作用，但是这种材料植入后的舒适性还有待考究。还有一种是小线（即平滑线和螺旋线），通过这些线体实现大小阴唇紧致、阴户局部脂肪和皮肤的收紧作用（图 1-14）。

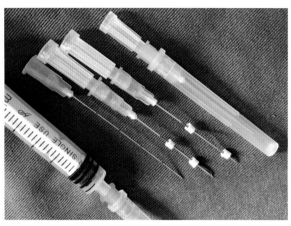

图 1-14 多股填充线材料

1）适用范围：主要针对中、轻度外阴皮肤的紧致、皮下脂肪收紧、阴道黏膜下的填充、外阴口的收紧、维纳斯丘与大小阴唇的颜色修正等。

2）使用禁忌：

A. 严重外阴疾病、毛囊炎、局部感染的群体禁止使用和操作。

B. 生理周期、妊娠、产后 3 个月内禁止操作。

C. 禁止对前庭大腺、尿道口、直肠穿透性的植入。

3）注意事项：

A. 规范无菌操作意识，阴道内外的消毒要严谨，消毒后要脱碘。

B. 术后要扩阴检查线体是否外漏，局部是否肿胀严重等。

C. 提前做好妇科检查与血常规检查，符合条件者方可操作。

D. 使用前必须对所有材料进行检查避免脆化或过有效期而影响效果。

4）不良反应：

A. 不良反应最多的是操作不当或检查不当形成的漏线。

B. 局部无菌操作不当形成的小创面感染。

C. 损伤腺体后形成的阴道干涩等。

（5）弹力硅胶鱼刺线

弹力硅胶鱼刺线主要成分是硅橡胶，其结

构中主链由硅和氧原子交替构成，是硅原子上通常连有两个有机基团的橡胶。普通的硅橡胶主要由含甲基和少量乙烯基的硅氧链节组成。苯基的引入可提高硅橡胶的耐高、低温性能，三氟丙基及氰基的引入则可提高硅橡胶的耐温及耐油性能。硅橡胶耐低温性能良好，一般在 –55℃下仍能工作。引入苯基后，可达 –73℃。硅橡胶的耐热性能也很突出，在180℃下可长期工作，稍高于200℃也能在数周或更长时间内保持弹性，瞬时可耐300℃以上的高温。硅橡胶的透气性好，氧气透过率在合成聚合物中是最高的。此外，硅橡胶还具有生理惰性、不会导致凝血的突出特性，因此在医用领域应用广泛。而弹力硅胶鱼刺线则采用特殊工艺制作成鱼刺状态，避免线体的自然松动和滑脱，实现局部刺锚定和弹性作用。硅橡胶及硅凝胶是医学领域中研究最深入的材料之一，并已通过了严格的安全性试验，广泛运用于医、药学和食品工业及许多医用仪器中，如起搏器、心脏瓣膜、缝合材料、润滑剂、皮下缝针及注射器和血袋的表层。在部分食品、护肤化妆品和婴儿护理产品中也含有硅凝胶成分（图1-15）。

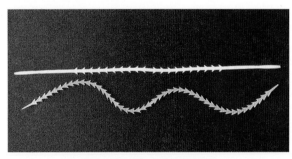

图1-15 弹力硅胶鱼刺线

1）硅胶鱼刺线特点：

A. 手触柔软富有弹性，与组织的柔软度相一致，有逼真的触觉弹性。

B. 胶体纯洁透明、白色，不用顾虑硅胶断裂发生氧化或感染。

C. 弹性超强，抗张力性能较好，所以适合不同尺寸部位的应用。

D. 材质坚韧无比，用手任意揉捏、拉伸、松手即恢复原样。

E. 仿生设计和规格齐全，以满足各种需求的人群。

F. 具有良好的生物相容性，安全性较高。

适用范围：女性阴道口弹性收紧、子宫脱垂防范治疗、面部筋膜悬吊提拉、胸部悬吊提拉等。

2）使用禁忌：

A. 严重外阴疾病、局部感染的群体禁止使用和操作。

B. 生理周期、妊娠、产后3个月内禁止操作。

C. 禁止对前庭大腺、尿道口、直肠穿透性植入。

3）注意事项：

A. 规范无菌操作意识，阴道内外的消毒要严谨，消毒后要脱碘。

B. 术后要扩阴检查线体是否外漏、局部是否肿胀严重等。

C. 提前做好妇科检查与血常规检查，符合条件者方可操作。

D. 使用前必须对材料进行包装检查与再次消毒浸泡备用。

E. 术后做好检查，防范局部弹力过紧而形成切割性漏线形成感染。

4）不良反应：

A. 操作不当或局部弹力过紧形成切割性漏线。

B. 局部无菌操作不当形成的外阴口感染。

C. 损伤腺体后形成的阴道干涩等。

D. 术后首次同房可能会出现轻微的疼痛现象。

（6）自体PRP（platelet rich plasma）

PRP中文的意思是富含血小板、血浆或富含生长因子血浆。PRP是指利用自身的血液，提取出富含高浓度血小板和各种自身生长因子的血浆。这些因子对促进创伤的愈合和细胞的增殖与分化及组织的形成有着极其重要的作用。PRP以前主要应用于外科手术、心脏手术、烧伤科、骨科治疗、美容外科、皮肤科治疗等用来治疗大面积烧伤、慢性溃疡和肢体溃烂等疾病。其中PRP富含：PDGF、VEGF、EGF、FGF、TGF等多种生长修复因子。

● PDGF血小板衍生生长因子：产生胶原蛋白，促进血管生长，激活细胞再生。

● VEGF 血管内皮生长因子：强力修复组织，产生胶原蛋白，激生透明质酸。

● EGF 表皮生长因子：修复上皮细胞，加速血管生长，加快组织修复。

● FGF 纤维细胞生长因子：激发新活细胞，加速组织修复。

● TGF 转化因子：促进血管上皮细胞修复再生。

1）自体 PRP 的优点：

A. PRP 中有多种生长因子，各生长因子的比例与体内正常比例相符，使生长因子之间有最佳的协同作用，这在一定程度上弥补了单一生长因子刺激创面修复不佳的缺点。

B. 对患者的损伤小且制作简单，能有效降低医疗成本，促进患者的创面愈合。

C. PRP 含有大量纤维蛋白，为修复细胞提供良好的支架，还可以收缩创面，具有促进凝血的作用，可刺激软组织再生，促进切口早期闭合和防止感染。

D. 由于白细胞和单核细胞与血小板在血液中的沉降系数相近，所以经离心法制作的 PRP 中还含有较大量的白细胞和单核细胞，这可以更好地起到防止感染的作用。

E. PRP 可用凝血酶凝固成胶状，不仅可以黏合组织缺损处，还可以防止血小板的流失，使血小板在局部长时间分泌生长因子，保持较高的生长因子浓度，避免了目前广泛应用于临床的液态重组生长因子试剂在切口易流失、易蒸发的缺点。

2）适用范围：

A. 皱纹：额头纹、川字纹、鱼尾纹、眼周细纹、鼻背纹、法令纹、嘴角皱纹、颈纹等。

B. 面部皮肤松弛、粗糙、暗淡没有光泽。

C. 创伤、痤疮等引起的凹陷性瘢痕、局部瘢痕修复。

D. 改善炎症后色素沉着、色素改变（色斑）、晒斑、红斑、黄褐斑。

E. 毛孔粗大、毛细血管扩张、眼袋、黑眼圈。

F. 丰唇、面部组织缺失、丰胸联合剂、阴道与外阴的丰盈填充。

G. 过敏性皮肤修复、激素依赖以及损伤性肌肤的再生修复等。

3）使用禁忌：

A. 正在感染红肿热痛情况的应在治疗恢复后再使用。

B. 血液传染性疾病患者严禁使用。

4）注意事项：

A. 建议采取少量多次的治疗方式进行治疗。

B. 选择合法合规的 PRP 制备离心管，严格遵照无菌操作程序。

C. 单次离心后制备品建议在 2 小时内使用。

5）不良反应：因注射局部导致的轻度出血形成的瘀青或肿胀，不良反应相对较少。

2. 光学设备

通过对光学仪器设备的应用，在很大程度上弥补了女性生殖器整形美容中的毛发管理、颜色修正、手术凝切、微创收紧等功能。增加了部分人群对无创追求与舒适感的选择性。常用搭配的仪器设备类型有以下几种：

（1）808 半导体激光脱毛仪

脱毛是一个非常成熟的美容项目，即可以花较少的开销就能达到预期的效果，808 半导体激光脱毛仪相比传统的 IPL 脱毛主要体现有几个方面的优势：①舒适度更高，因为是单一有效波长，因此在保证效果的前提下疼痛感更低。②毛发颜色较浅也可以轻松脱掉。③部分未脱落毛发变软、变细，成绒毛状态。④具有局部皮肤美白作用。在半导体激光的应用上通常使用飞顿激光脱毛仪比较多（图 1-16）。

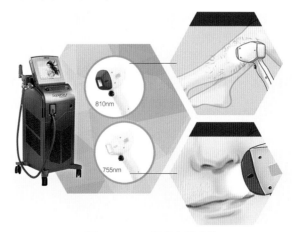

图 1-16 飞顿激光脱毛仪

1）脱毛原理：808 半导体激光脱毛仪采用波长 808nm 的金标准激光，半导体激光发出近红外光波，能深入毛囊根部，对其中的黑色素加热并扩散到整个毛囊，形成毛囊热凝固，既能够精准地破坏毛囊，又不引起邻近组织的损伤，形成永久性脱毛。当然也有一些机构采用610~810nm光谱的激光来进行局部脱毛与治疗，同样具备脱落毛发并局部美白、增加毛发绒度的作用。

2）适用范围：永久祛除身体各部位多余毛发，如面部、手臂、背部、胸部、腋下、比基尼线（阴阜）脱毛、手臂、腿部等。

808半导体激光脱毛仪技术参数：

激光波长：808nm

光斑面积：12mm×16mm或23mm×40mm可选

脉冲频率：1~10Hz可调

脉冲宽度：10~400ms或10~300ms

输出功率：600W、800W、1600W可选

蓝宝石接触温度：-5~0℃

制冷系统：TEC制冷系统

能量密度：1~130J/cm^2

3）技术优势：

A. 无创、低耐受、舒适度高、效果好，且不影响工作和日常生活。

B. 治疗成本低、操作简单便捷，并发症极少。

使用禁忌：

A. 外阴颜色过深的局部禁止使用808半导体激光脱毛仪进行脱毛。

B. 严格按照标准剂量要求进行操作，禁止剂量过大形成灼伤。

C. 光敏、色素脱失、红斑狼疮、严重糖尿病等患者禁止使用。

4）注意事项：

A. 局部使用操作前要备皮，最好提前1~2天备皮，保留少量外部生长的发根，术后效果更好。

B. 操作全程注意无菌，避免人为刮伤。

C. 术后适当给予无菌辅料以及局部降温处理，避免热弛豫现象的产生。

5）不良反应：

A. 剂量与肤色匹配不当容易造成局部灼伤，会有起泡和红肿热痛的现象。

B. 剂量过大造成灼伤后的局部色素脱失等。

（2）调Q激光治疗仪

治疗原理：调Q技术又叫Q开关技术，是将一般输出的连续激光能量压缩到宽度极窄的脉冲中发射，从而使光源的峰值功率可提高几个数量级的一种技术。调Q激光治疗仪主要采用1064nm和532nm激光两种光谱，其中532nm激光主要针对表层色素的祛除，在这里不做介绍。而1064nm则采用激光爆破原理，即通过毫秒、微秒级的超脉冲时间，激光瞬间可以透过皮肤的表皮到达皮肤黑色素的深层，使皮肤内部的黑色素颗粒瞬间粉碎，粉碎的色素颗粒会被人体的巨噬细胞吞噬后，慢慢运走。调Q激光1064nm治疗仪主要应用于黑色素问题性皮肤的治疗（图1-17）。

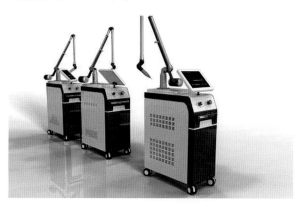

图1-17 电光调Q激光设备

1）适用范围：

A. 主要用于祛除色素性皮肤病变、混合色素形成的色素沉着及外伤性色素沉着。

B. 太田痣、伊藤痣、蒙古斑、颧部褐青色痣、咖啡斑、斑痣、交界痣、纹身、纹眉及外伤性纹身等色素性皮肤病变。

C. 女性生殖器外阴色素淡化。

2）技术优势：

A. 操作简单方便，直接有效，可以长期少剂量进行治疗。

B. 效果优势明显，针对黑色素的淡化效果显著。

C. 安全性能高、并发症少等。

D. 可以联合皮肤美白治疗药剂进行共同应用。

3）使用禁忌：

A. 组织病变部位禁止使用。

B. 严重瘢痕体质者、严重糖尿病患者、高血压患者、精神病患者，或对治疗有过高期望值者。

C. 妊娠期或哺乳期、光过敏者、曾行化学剥脱术、磨削术及其他换肤术者、正使用维甲酸药物者。

4）注意事项：

A. 避免局部剂量过大形成爆破性损伤。

B. 操作全程注意无菌，避免人为刮伤。

C. 术后适当给予无菌辅料以及局部降温处理，避免热弛豫现象的产生。

D. 严格按照标准剂量要求进行操作，禁止剂量过大形成灼伤。

5）不良反应：

A. 局部爆破形成损伤性出血。

B. 红肿热痛肿胀持续时间较长。

C. 局部即时性出现色素脱失性发白。

（3）二氧化碳点阵激光治疗仪

点阵激光技术是一种皮肤美容技术，是介于有创和无创之间的一种微创治疗。点阵激光治疗是由美国哈佛大学的激光医学专家 Dr. Rox Anderson 于 2004 年首先发表的，立即得到世界各地专家认同并迅速应用于临床治疗。

治疗原理：点阵是一种激光发射的模式，点阵激光安装了特殊的图像发生器（CPG），图像发生器改变了光的发射模式，点阵激光可透过高聚焦镜发射出 50~80μm 的焦斑，并将这些焦斑扫描出多达 6 种的矩形图形（圆形、正方形、长方形、菱形、三角形、线形），分别适用于不同部位和不同肤质的治疗。图像发生器（CPG）把原本聚集的光斑分散成数十到数百个更微小的焦斑，即微量的热损伤被分隔，这样既热损伤之间的正常组织不受影响，这部分皮肤可以作为热扩散区域，避免可能出现的热损伤等副作用，同时也可以促进皮肤的愈合过程。这样既可以减少一次性治疗对皮肤的热损伤，又能保证治疗的有效性，还可以减轻患者的疼痛感，使患者在更短的时间内恢复正常。而女性阴道点阵激光则采用类似阴道轮廓的圆形带孔状点阵进行单边条索状，360°环绕进行点阵治疗的方式，最终实现阴道壁黏膜受热凝固产生剥脱

性重建以及热凝固增加深层黏膜的胶原含量，实现紧致、增加敏感度的疗效（图 1-18）。

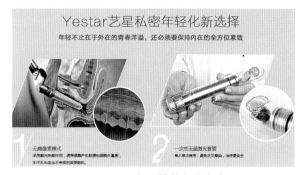

图 1-18 生殖器激光治疗头

1）点阵激光分类：有红宝石点阵激光、铒激光点阵激光、CO_2 点阵激光、1550nm 点阵激光、2940nm 铒玻璃点阵激光、10600nm 超脉冲二氧化碳点阵激光。

2）适用范围：点阵激光既具有侵袭性治疗的快速和显著效果，又具有非侵袭性治疗且副作用很小，恢复时间短的优势，总而言之是集二者的优点为一体。该技术在祛疤方面，尤其是对增生性疤痕、痘疤和妊娠纹的治疗，更是傲视同类产品。点阵激光的运用，使激光祛疤更为安全有效。每次治疗仅需数十分钟，不影响工作、学习、生活。点阵激光可用于：

A. 痤疮和痤疮疤痕、疤痕等的治疗。

B. 鱼尾纹、眼周细纹、干纹的去除，有效改善面部及额部皱纹、关节皱褶及妊娠纹。

C. 紧致和提升肌肤，改善妊娠纹和其他深层疤痕。

D. 阴道黏膜收紧、敏感度增加等。

3）技术优势：

A. 点阵激光的波长较长，相比传统的激光，它威力较强，能直达人脸部皮肤的真皮深层，激发损伤部分的真皮组织进行修复，使真皮产生更多的胶原并重新排列，起到紧致增加胶原的效果。

B. 点阵激光采用的是点阵激光系统，利用该激光对组织的剥脱性重建的作用，可在皮肤上打出直径为 120~1200μm 的微孔，孔间距为 500μm，这些微孔能在治疗后一天内闭合，用肉眼也难以看见，很少出现渗液、出血和感染。

C. 操作简便，风险系数低，短期内效果显著。

4）使用禁忌：

A. 瘢痕疙瘩体质者、严重糖尿病、高血压患者、精神病患者，或对治疗有过高期望值者。

B. 活动期白癜风和银屑病、系统性红斑狼疮。

C. 妊娠期或哺乳期禁止使用。

D. 光过敏者、曾使用化学剥脱术、磨削术及其他换肤术者、使用维甲酸药物者。

5）注意事项：

A. 避免局部重复性点阵刺激加大创伤面积。

B. 操作全程注意动作规范轻柔，避免人为塞入太深以及操作的不适。

C. 术后3天内不要同房。

6）不良反应：

A. 局部剂量过大形成局部瘢痕性挛缩。

B. 术后会出现轻微的红肿热痛和肿胀感。

（4）高频电刀

高频电刀（高频手术器）是一种取代机械手术刀进行组织切割的电外科器械。它通过有效电极尖端产生的高频高压电流与机体接触时对组织进行加热，实现对机体组织的分离和凝固，从而起到切割和止血的目的。现在市面上的品牌以及技术参数各异，在女性生殖器整形美容中手术应用比较广泛，特别是女性生殖器部位血管丰富，可以大大减少凝血止血的时间（图1-19）。

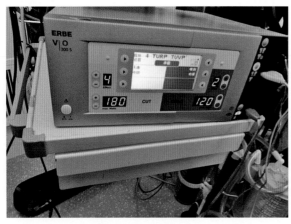

图1-19　高频电刀

1）应用介绍：

高频电刀自1920年应用于临床至今，已有90多年的历史了。其经历了火花塞放电、大功率电子管、大功率晶体管、大功率MOS管四代

的更变。随着计算机技术的普及、应用、发展，实施了对各种功能下功率波形、电压、电流的自动调节，各种安全指标的检测，以及程序化控制和故障的检测及指示。因而大大提高了设备本身的安全性和可靠性，简化了医生的操作过程。同时，随着医疗技术的发展和临床提出的要求，以高频手术器为主的复合型电外科设备也有了相应的发展：高频氩气刀、高频超声手术系统、高频电切内窥镜治疗系统、高频旋切去脂机等设备，在临床中都取得了显著的效果。而随之派生出来的各种高频手术器专用附件（如双极电切剪、双极电切镜、电切镜汽化滚轮电极等）也为临床手术开拓了更广泛的使用范围。

2）电刀分类：

A. 高频电刀：具有纯切、混切、单极电凝、电灼、双极电凝。

B. 单极高频电刀：具有纯切、混切、单极电凝、电灼。

C. 双极电凝器：双极电凝。

D. 电灼器：单极电灼。

E. 内窥镜专用高频发生器：具有纯切、混切、单极电凝。

F. 高频氩气刀：具有氩气保护切割、氩弧喷射凝血。

G. 多功能高频美容仪10600nm切割激光：具有点凝、点灼、超高频电灼。

3）性能优势：

A. 切割速度快、止血效果好、操作简单、安全方便。

B. 与传统采用机械手术刀相比，在临床上采用高频电刀可大大缩短手术时间，减少患者失血量及输血量，从而降低并发症及手术费用。

C. 与其他电外科手术器（如激光刀、微波刀、超声刀、水刀、半导体热凝刀等）相比，高频电刀具有适应手术范围广、容易进入手术部位、操作简便、性能价格比合理等优越性。特别针对女性外生殖器手术，相对组织柔软血管丰富，所以必要采用有关设备进行联合操作。

3. 手术器械常用工具

女性生殖器整形美容除了需要洁净的手术室外，必须配合多功能产科手术床（图1-20）。

简易的产科床在实际操作中存在诸多不便，影响手术时间和效率。常用女性生殖器整形美容的专用器械，大致分为3种不同类型的无菌包。一种是手术类器械专用手术包，一种是微创一次性使用的无创包，还有一种是无创光学美容设备应用到的有关简易无菌铺巾以及消毒用品。这3种类型都是比较常用的。需要说明的是手术类与微创类的治疗所需要的是常用无菌物品。

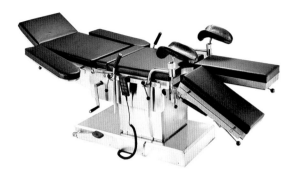

图 1-20 多功能产科手术床

（1）常用女性生殖器整形手术包

在女性生殖器整形美容用到的外科手术包器械比较简单，主要有：持针器、眼科剪（锐头的直剪、弯剪）、组织钳、弯盘、碘伏缸、手术刀柄、刀片、左右导引钩、帕巾钳、纱布、专用包布与铺巾。特殊应用可以根据手术难度增加其他操作用的器械（图 1-21）。

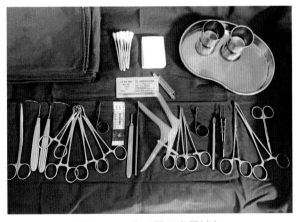

图 1-21 生殖器手术器械包

一次性用品：包括扩阴器、大号无菌棉签、缝合针线、无菌棉条等。

（2）无创手术工具包

无创技术应用通常根据操作的项目进行分类。主要有：大/中/小号铺巾、碘伏缸、弯盘、纱布、棉签、导线工具、破皮针等（图 1-22）。

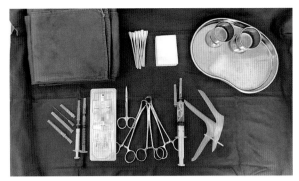

图 1-22 生殖器无创手术包

一次性用品：三通头、注射器（20mL/10mL/5mL/2.5mL/1mL 等）、无痛针头（25mm/13mm/4mm 等）、钝头针（25G/27G/29G 等）、设计笔、碘酊、口罩、手套、帽子、无菌衣等。

其他准备：离心机、PRP 离心管、药品类、专业头灯、测量设计专用工具、其他器械类等。根据手术条件可以选择合适的方式进行有关仪器设备的配置（图 1-23）。

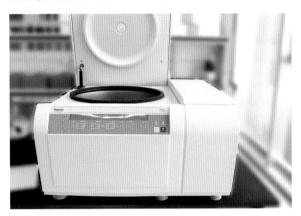

图 1-23 PRP 离心设备

六、女性生殖器整形美容共识

1. 女性生殖器整形美容定律

根据不同治疗方案的风险系数、技术难度、恢复周期、成本费用、治疗感受、患者接受程度等多种因素。最终确定了以下共识：

A. 能通过光学设备、无痛无创的骨盆复位加肌肉训练解决的绝不用微创治疗以及手术方案。

B. 不能通过无创、无痛解决的应尽量采取微创注射或自体材料进行治疗解决。

C. 不能用微创解决的方案才考虑使用手术治疗方案进行解决。

D. 特殊要求的人群应采取综合治疗手段实现最佳的疗效与生殖器美观设计。

医者必须从患者的利益去思考，用最低的成本、最少的创伤、最低的风险，实现患者最大的利益需求。

2. 技术操作服务与个人观点

根据多年的临床经验，任何一项女性生殖器整形美容项目在治疗前，必须做好患者本身的生活情况调查报告。只有在更加清楚了解患者的真实心理状态、潜意识需求、生活现状、身体健康状态、经济水平、家庭状况、夫妻情感状态等，建立正确的认识和评估后，才能为患者做合理的建议。往往很多女性之所以接受这方面的治疗，并非是女性就是问题的本身，所以必要的时候我们需要了解其夫妻双方的详细情况。包括对方爱人的生殖功能、生理结构、年龄层次、文化水平等。确保在治疗后真正能为患者解决问题，对症下药实现完美治疗。详细调查问卷内容请参考：第 143 页"生活情况询问表"。

第二章
女性生殖器解剖知识

第二章　女性生殖器解剖知识

一、女性外阴生殖器解剖

1. 女性外阴皮肤结构

2. 女性外生殖器解剖

二、女性会阴部解剖

1. 球海绵体肌

2. 会阴浅、深横肌

3. 坐骨海绵体肌

三、女性盆底盆腔解剖

1. 女性盆底结构

2. 女性盆底结缔组织

3. 女性盆腔脏器

4. 女性盆底筋膜间隙

5. 盆腔血管、淋巴和神经

6. 盆底支持系统

第二章 女性生殖器解剖知识

一、女性外阴生殖器解剖

1. 女性外阴皮肤结构

女性外阴的皮肤组织结构相对比较复杂。根据皮肤、脂肪、毛发密度与厚度，我们大致将外阴皮肤由外向内分成了三大区块。第一区块为阴阜：皮肤相对较厚，毛发浓密，毛囊根部中间深、四周浅，皮下脂肪厚实，耻骨联合略外凸。皮下脂肪结构也是中间厚而周边薄，形成"维纳斯丘"曲线。第二区块为大阴唇与会阴横膈：皮肤相对松软，毛发稀疏，毛囊根部较浅，皮肤颜色差异较大，皮下脂肪厚薄不一（皮肤弹性大、少量毛发）。第三区块为小阴唇、阴蒂头包皮：皮肤格外柔软且富有弹性，皮下缺少脂肪且无毛发。

（1）皮肤与毛发

皮肤包绕在人体表面，直接同外界环境接触，是具有保护、排泄、调节体温和感受外界刺激等作用的器官，是人身体最大的器官。皮肤分表皮和真皮两层，表皮在皮肤表面，又可分成角质层和生发层两部分。已经角质化的细胞组成角质层，脱落后就成为皮屑。生发层细胞不断分裂，能补充脱落的角质层，女性生殖器清洁时经常发现有搓出来的污垢就是由角质层脱落与分泌物所形成的。基底层（生发层）有黑色素细胞，产生的黑色素可以防止紫外线损伤内部组织。表皮属复层扁平上皮，表皮基底层的色素细胞直接受外界刺激的影响逐步加深（如性交摩擦、紧身内裤压迫、激素等影响）。真皮则是致密结缔组织，有许多弹力纤维和胶原纤维，故有弹性和韧性。真皮比表皮厚，有丰富的血管和神经。皮肤下面有皮下组织，属于疏松结缔组织，有大量脂肪细胞。皮肤还有毛发、汗腺、皮脂腺等附属物（图2-1）。

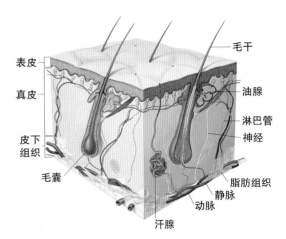

图2-1 皮肤组织示意图

1）皮肤附属器：皮肤附属器是胚胎发生中由表皮衍生而来，包括毛、皮脂腺、汗腺、指（趾）甲等。皮肤附属器对维持正常的皮肤功能具有重要作用。在女性外生殖器中，毛发直接影响人的视觉感官。所以合适的毛发密度、形状、颜色、硬度决定了美观（图2-2）。

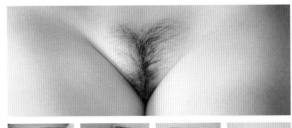

图2-2 女性生殖器毛发密度对比

2）毛发：毛发是由毛球下部毛母质细胞分化而来，分为硬毛和毳毛。硬毛粗硬，色泽浓，含髓质，又分为长毛和短毛，长毛如头发、腋毛等，短毛如眉毛、鼻毛等。毳毛细软，色泽淡，没有髓质，多见于躯干。人体大部分都覆盖毛发，而手掌、脚底、口唇、乳头和部分外生殖器部位没有毛发。而毛发的移植以及祛除则由毛囊所决定（图2-3）。

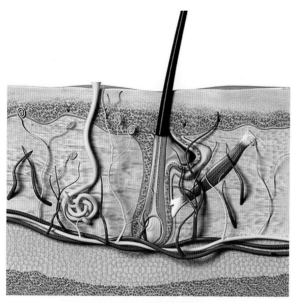

图 2-3　毛囊示意图

　　毛囊是表皮细胞连续形成的袋样上皮。其基底是真皮凹进的真皮毛乳头，中心是一根毛发，立毛肌的一侧斜附在毛囊壁上，附着点的上方为皮脂腺通入毛囊的短颈，毛囊在皮肤表面的开口是毛囊孔。毛囊位于真皮和皮下组织中，可分为毛囊漏斗部、毛囊峡部和毛囊下部 3 部分。毛发从毛囊长出，毛发通过毛囊从身体吸收养分，从而支持毛发的生长。毛囊组织的上皮细胞能分裂、繁殖，使毛发不断更换和增长，但随着年龄增长，毛囊的作用逐渐减弱，脱发现象等随之发生。

　　女性生殖器部位的毛发移植以及脱毛，必须针对毛囊进行治疗。如脱毛则可以通过外科手术的方式祛除毛囊实现一次性脱毛。也可以采用激光治疗的方式进行毛囊热凝固，造成毛囊损伤功能丧失而自然脱落。但是采用激光手术脱毛较深厚的毛囊组织，如果未能热凝固彻底则通常需要进行再次治疗。毛发移植也是同样的原理，进行毛囊移植才能存活。

　　（2）皮下脂肪与筋膜

　　1）皮下脂肪：皮下脂肪是贮存于皮下的脂肪组织，在真皮层以下，筋膜层以上。与贮存于腹腔的内脏脂肪组织和存在于骨髓的黄色脂肪组织对应，共同组成人体的脂肪组织。皮脂就是贮存于皮下的脂肪组织，人体的脂肪大约有 2/3 贮存在皮下。通过测量皮下脂肪的厚度，不仅可以了解皮下脂肪的厚度，判断人体的肥瘦情况，而且还可以用所测的皮脂厚度推测全身脂肪的数量，评价人体组成的比例。

　　主要作用：皮下脂肪主要的作用有绝热和贮存，皮下脂肪是人体储存"余粮"的主要场所。在冬眠的哺乳动物中，皮下脂肪几乎提供过冬的全部能量，长途迁徙的鸟类也由皮下脂肪提供大部分能量供应。因为人类身体缺少毛发，所以脂肪的保暖作用对早期人类相当重要。有说法认为，寒冷刺激脂肪组织的生成，在寒冷地区长期生活的人种皮下脂肪也更易堆积。此外女性的皮下脂肪普遍多于男性，并且在分布上有所差异。雌激素会促进皮下脂肪的发育，其功能包括促进代谢、促进发育等。

　　女性外阴脂肪主要的作用是缓冲冲击力量，减少局部的撞击带来的不适，同时脂肪还能保护自体组织。由于生殖器部位的脂肪组织分布厚度不一，而形成外阴的美观形态。如维纳斯丘的成型、大阴唇的丰盈等，都离不开皮下脂肪的支撑。

　　女性生殖器脂肪移植填充：通常采用抽吸或注射的方式修正生殖器形态，也可以采用腋下活体脂肪片状取出移植增加局部脂肪的存活率（图 2-4）。

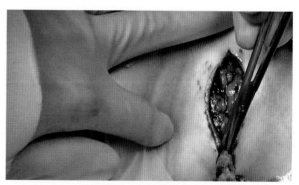

图 2-4　腋下取脂肪块

　　2）皮下筋膜：皮下筋膜是位于真皮之下，包被全身各部，由疏松结缔组织构成的结构。浅动脉、皮下静脉、皮神经、淋巴管行于浅筋膜内，有些局部还可有乳腺和皮肌肉。浅筋膜对位于它深部的肌肉、血管和神经有一定的保护作用，如手掌和足底的浅筋膜均较发达，能对加压起缓冲作用。

2. 女性外生殖器解剖

　　外阴：即女性外生殖器，指女性生殖器官

的外露部分。包括：阴阜、大阴唇、小阴唇、阴蒂、阴道前庭、前庭大腺、前庭球、尿道口、阴道口和处女膜。其上界是阴阜，下界是会阴，两侧居两股内侧。

（1）阴阜

阴阜为耻骨联合前面隆起的外阴部分，呈丘状，也称为维纳斯丘（图2-5），由皮肤及很厚的脂肪层所构成，阴阜下邻两侧大阴唇。青春期时，阴阜皮肤上开始长出阴毛，其分布呈尖端向下的三角形，底部在上，尖端向下。阴阜皮下的丰富脂肪组织和皮肤上的阴毛，在性交时起支撑和减震缓冲作用。成年人一般在阴阜的皮肤上生长着阴毛，阴毛的疏密、颜色等因人或种族而异。进入老年期，阴毛脱落、发白、稀少。

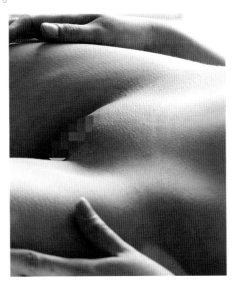

图2-5　维纳斯丘

1）具体位置：阴阜是位于耻骨联合前的隆起部，由皮肤及很厚的脂肪层所构成，下邻两侧大阴唇。从正面看，位于裂缝的上方，上与腹壁、下与大阴唇相连。

2）形状变化：由少女步入青春期时，外阴部由原来的幼稚型发育为成人型，阴阜变得丰满，富有弹性，阴阜上由无阴毛或仅有一些细细的茸毛，经历了稀疏、毛色浅淡，逐渐变粗、卷曲、毛色变黑，直至发育为典型的成人型。阴毛的浓密稀疏和色泽因人而异，有的甚至不长阴毛，这并非病态，也与生育无关。有少数人阴毛粗黑呈棱形生长，极少数甚至从棱形上端长到臀部。青春期后，阴阜皮肤上长出阴毛，

其分布呈尖端向下的三角形。成年女子阴毛呈倒立的三角形。在女性阴户毛发祛除前应做查体，少数人群阴阜部皮脂腺囊肿俗称"粉瘤"，是皮脂腺发生的囊肿变化，常发生于头皮部或颜面部，也可发生于外生殖器的阴阜部。

● 生殖器美容建议：在生殖器的整体形态美观上，阴阜不宜过于肥厚突出，也不宜太过于干瘪。过于突出者不仅不适合穿着美观，也不利于整体协调美。过于干瘪或肥厚均会影响形态（图2-6）。

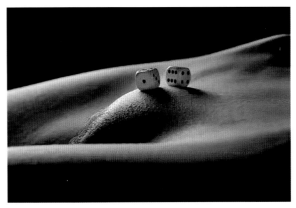

图2-6　过于丰满的阴阜

（2）阴蒂头

阴蒂头又称阴核、阴豆等，位于两侧小阴唇之间的顶端，是两侧大阴唇的上端会合点，是一个圆柱状的小器官，被阴蒂包皮包绕，长为2~4cm，主要由勃起组织而成。在发生学和组织结构上与男子的阴茎相当。阴蒂位于阴唇前连合后方，内含一对阴蒂海绵体。阴蒂海绵体分为3部分，后端名阴蒂脚，呈圆柱形，起于耻骨下支和坐骨下支的骨膜，向内上方至耻骨联合下缘附近，左右阴蒂海绵体位于中线连合成阴蒂体，其间也有不完全的结缔组织中膈，叫梳状膈。阴蒂体几成直角折转向前下方，其游离端称阴蒂头，为圆形小结节，突出于阴蒂包皮下面。阴蒂与阴蒂包皮之间的阴蒂沟内，常有阴蒂垢。阴蒂头下面以阴蒂系带连于小阴唇。阴蒂海绵体外面，也包有白膜。

阴蒂海绵体的构造与阴茎海绵体相类似，也可充血而发生勃起。阴蒂头主要由海绵状勃起组织构成。阴蒂黏膜和黏膜下组织，富有血管及神经终末，感觉敏锐，易于引发勃起（图2-7）。

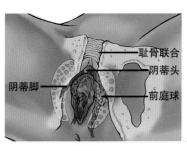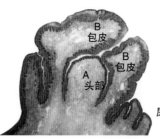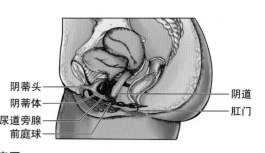

图2-7　阴蒂解剖示意图

阴蒂头常出现的异常如下：

A. 阴蒂头肥大：多因过度使用外源性雄激素或体内激素分泌过多而造成异常肥大，停药或治疗原发疾病后即可缓解，一般不会影响性反应，也不会造成疼痛，不需做特殊处理。但有的阴蒂肥大则是内分泌器官发生异常，导致女性男性化，影响性生活。这类女性体内肾上腺皮质分泌的大量雄激素进入血液，使卵巢分泌的雌激素相对较少时，可出现阴蒂肥大和性欲消失症状。长期下去，身体多处都会向男性化发展。

B. 阴蒂过小：因为阴蒂过小，小阴唇可能过于紧密，性生活时阴蒂难以忍受刺激而感受不到性高潮。长期这样，会引起女性性冷淡。

C. 阴蒂包皮过长：由于过长的阴蒂包皮把阴蒂头完全遮盖起来，性生活时阴蒂得不到充分刺激，易导致性高潮障碍和性欲低下。

D. 阴蒂畸形：阴蒂畸形并不常见，这种异常症状是先天性的，早在胚胎发育过程中，受到母体内外环境的影响而造成的。如母亲患病、错服药物、X线照射和吸入有毒有害气体、粉尘等，这种由于胚胎发育异常而引起的阴蒂畸形，也有两性畸形的可能性，应去医院做详细检查和接受相应的治疗。

●生殖器美容建议：阴蒂头最佳状态为阴蒂头外漏20%~30%，阴蒂头包皮不宜过厚或过长形成阴蒂头覆盖性隐藏，而应该充分让阴蒂头暴露。影响阴蒂形态美观的示意图见图2-8。

（3）尿道口

女性尿道长3~5 cm，直径约0.6cm，其特点是尿道短、宽、直，仅有排尿功能。而尿道口通常称为：尿道外口（女性）（external urethral orifice），介于耻骨联合下缘及阴道口之间，在阴道口的上方、阴蒂的下方，为一不规则的椭

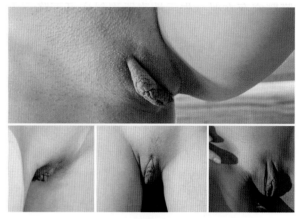

图2-8　阴蒂头包皮过多

圆形小孔，是女性的排尿器官，尿液由此流出。其后壁有一对腺体，称为尿道旁腺，开口于尿道后壁，常为细菌潜伏之处。由于女性尿道口短且直，又位于阴蒂和阴道口之间，因而在性交时，往往容易把细菌带入尿道，引起感染。

女性尿道内口约平耻骨联合后面中央或上部，女性低于男性。其走行向前下方，穿过尿生殖膈，开口于阴道前庭的尿道外口。尿道内口周围平滑肌组成的膀胱括约肌所环绕，穿过尿生殖膈处则被由横纹肌形成的尿道阴道括约肌所环绕。尿道外口位于阴道口的前方、阴蒂的后方2~2.5cm处，为尿道阴道括约肌所环绕。在尿道下端有尿道旁腺，其导管开口于尿道周围。尿道旁腺发生感染时可形成囊肿，并可压迫尿道，导致尿路不畅。

（4）大阴唇

大阴唇为一纵形、具有弹性的皮肤皱襞，长7~8cm，宽2~3cm。在发生学上和男子阴囊相当，左右大阴唇的前后端互相连合。前端者，名唇前连合，向上移行于阴阜。后端者，名唇后连合，位于肛门前方约3cm处。两大阴唇间的裂隙，名阴裂。成年处女和肥胖女子的大阴唇多互相接触，阴裂闭合。大阴唇分内、外两面。

外侧面的皮肤有汗腺、皮脂腺及色素，因此滑润而呈暗褐色。成人还生有稀疏的阴毛；内侧面细薄平滑，呈淡蔷薇色，类似黏膜，含有皮脂腺，但无阴毛。内外两面皮肤之间有大量脂肪组织，并含有弹力纤维和少量平滑肌纤维，以及血管、淋巴管、神经和腺体。此外，还有子宫圆韧带的纤维束，止于大阴唇前上部的皮肤内。当腹膜鞘突存在时，先天性腹股沟斜疝可下降到大阴唇内（图2-9）。

生理作用：阴道口两侧的大阴唇深部埋藏有前庭大腺（相当于男性的尿道球腺）。前庭大腺源源不断地分泌黏液以滑润和清洁阴道，保持阴道内的生态平衡。而大阴唇是前庭大腺最忠诚的保卫者。

大阴唇为特殊气味的发源地。在大阴唇里，也有与腋下一样的特殊汗腺，散发同样的气味。

大阴唇的脂肪下广泛存在前庭球的海绵体，它能使大阴唇像皮球一样鼓起。当两性交合的时候，大阴唇充血、膨胀，成了活塞运动的弹簧垫。

● 生殖器美容建议：大阴唇在生殖器形态美观中起着非常重要的作用。大阴唇无论从毛发密度以及松软程度均影响着不同的视觉感官。所以建议适度修饰大阴唇赘皮以及毛发均可有效改善，过于萎缩者可以适度给予局部填充（图2-10）。

（5）小阴唇

小阴唇为一对纵形皮肤皱襞，位于大阴唇

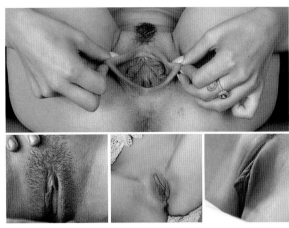

图2-10 松弛的大阴唇

内侧，较小而薄，表面光滑无毛，富于弹性。左右小阴唇前端分成内、外两个皱襞。外侧皱襞向上，于阴蒂头上方左右连合，围拥阴蒂，名阴蒂包皮。阴蒂包皮与阴蒂头之间以环形小沟为界。内侧皱襞较短小，两侧皱襞均向上附着于阴蒂头下面，名阴蒂系带。未产妇的小阴唇后端，左右连接形成横行皮肤皱襞，名阴唇系带，为阴道前庭的后界。于经产妇女，阴唇系带多由于分娩而被撕裂。小阴唇分内、外两面，皮肤细薄柔嫩，富有皮脂腺。外侧面呈暗蓝色，与大阴唇内侧面相接。内侧面滑润，富有皮脂腺，呈蔷薇色，近似黏膜。小阴唇内缺乏皮下脂肪组织，含有大量弹力纤维、少量平滑肌及丰富的静脉丛。小阴唇血供是小阴唇整形术的解剖学基础。研究发现，小阴唇中含有丰富的血管及大量的弹力纤维，在女性性唤起的过程中小阴

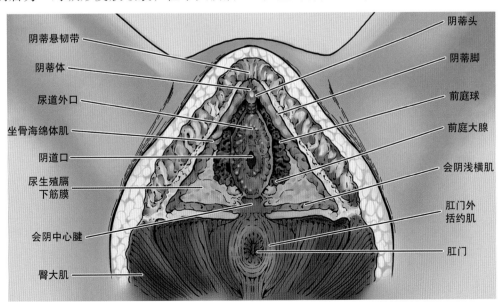

图2-9 大阴唇解剖示意图

阴蒂悬韧带
阴蒂体
尿道外口
坐骨海绵体肌
阴道口
尿生殖膈下筋膜
会阴中心腱
臀大肌

阴蒂头
阴蒂脚
前庭球
前庭大腺
会阴浅横肌
肛门外括约肌
肛门

唇组织的血流量和血容量均增加。小阴唇的血供模式主要分为主干型和平行型,与小阴唇的形态相关。主干型血供模式常见于局部明显突出的小阴唇,血管走行呈放射状分布到小阴唇的边缘。因此,对局部组织突出的小阴唇行缩小手术时有可能因破坏了主干血管而引起皮瓣远端发生坏死。平行型血供模式多见于形态均匀的小阴唇,其血管走行与小阴唇的边缘平行。小阴唇基底部靠近阴道口的血管呈蜿蜒屈曲状,与在性生活时小阴唇充血扩张的功能相适应。小阴唇中神经纤维较丰富,其中央区域多为粗大的、有髓鞘的神经干,被认为是小阴唇在性活动中性唤起的解剖学基础(图2-11、图2-12)。

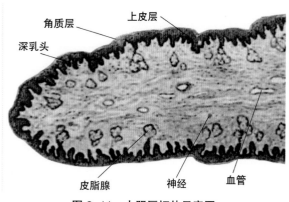

图2-11 小阴唇切片示意图

小阴唇整形术:

A. 手术对象:小阴唇整形术是针对小阴唇肥大(宽幅超出大阴唇10mm以上)、小阴唇畸形或小阴唇明显不对称等,而推出的一种外科整形手术。祛除修正多余组织而实现小阴唇美学外观。

B. 临床手术:临床常用的小阴唇缩小术式较多,其基本术式为弧线形切除缝合术、楔形切除缝合术及去表皮缝合术。其余术式多为上述基本术式的改良及联合。手术时应力求保持小阴唇的自然形态、皮肤色泽及局部功能,同时为避免过多的手术创伤,隐藏并减少瘢痕组织,防止粘连形成,使手术操作做到微创、安全、并发症少、术后恢复快,达到小阴唇外形的自然美观。小阴唇常见的修正设计方案有:契形、梭形、直线形、不规则形等。

●生殖器美容建议:生殖器美学设计小阴唇,建议设计成比较薄而小且色泽均匀粉嫩。对于

过于黑、厚、长、不对称、松软组织建议进行修正实现生殖器美观设计。常见损容性生殖器外观中的小阴唇形态见图2-13。

(6)阴道前庭

阴道前庭是女性外阴部位于两侧小阴唇之间的裂隙区域。前部有尿道外口,后部有阴道口。

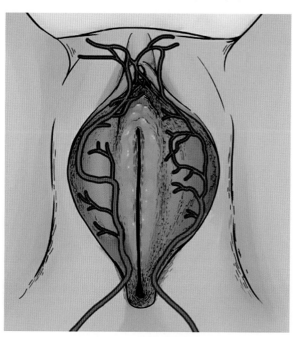

图2-12 小阴唇血管分布

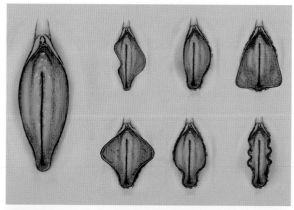

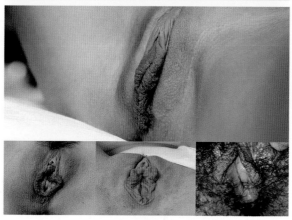

图2-13 不规则的小阴唇

在小阴唇与处女膜之间的沟内，相当于小阴唇中 1/3 与后 1/3 的交界处，左、右各有一前庭大腺的开口（图 2-14）。

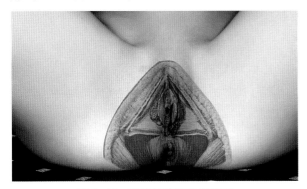

图 2-14　阴道前庭结构解剖图

解剖结构：阴道前庭乃左右小阴唇间的裂隙。前后端狭窄，中部宽大。前端较尖锐达阴蒂，后端较钝圆，后界为阴唇系带。阴道前庭中央有阴道口，口周围有处女膜或处女膜痕。尿道外口较小，位于阴道口前方，阴蒂后下方，约距阴蒂头 2.5cm，一般为短的矢状裂隙，周缘隆起呈乳头状。尿道外口后外侧，往往有小的开口，为尿道旁腺管口。此外，在阴道口后外侧，左右各有一个前庭大腺排泄管口。前庭小腺的开口，则位于尿道外口及阴道口附近。阴道口后侧与阴唇系带间有一小陷窝，名舟状窝。此窝在未产妇较明显，经产妇多不明显。

（7）前庭大腺

前庭大腺简称巴氏腺，也叫巴多林腺，与男性的尿道球腺相当，为两个黄豆粒大小的圆形或卵圆形小体，呈红黄色，位于阴道口两侧，前庭球的后内侧，与前庭球相接，并往往与其重叠在一起，其深部依附于会阴深横肌，其表面覆盖球海绵体肌（阴道括约肌）。前庭大腺属于复泡管状腺，质较坚硬，在唇后连合附近可以触及，其排泄管长 1.5~2.0cm，向内前方斜行，开口于阴道前庭，阴道口两侧，在处女膜或处女膜痕附着部与小阴唇后部之间的沟内，其分泌物黏稠，有滑润阴道前庭的作用。分泌量的多寡与女性的年龄、精神状态、兴奋程度、性欲强弱有关。

主要作用：前庭大腺分腺体和导管两部分，导管是专门输送前庭大腺所分泌的黏液的一条细长管道。管道的一端连接前庭大腺腺体，另一端开口于小阴唇和处女膜之间的沟内，这个长约 1.5~2.0cm 的细长管道的生理作用，主要是负责将前庭大腺所分泌的黏液性物质输送到阴道口起润滑作用。

前庭大腺平时是处于"沉睡"状态的，并不分泌黏液，只有在女性性兴奋时，在大脑皮层兴奋中枢的督促下才能"唤醒"它。性生活时，前庭大腺分泌的这种黏液，就像机器齿轮上的润滑油一样，能让阴道保持湿润光滑，使男女双方不至于产生干涩感和摩擦感，从而获得性生活中的愉悦和性快感。

人的性生活是一种比较复杂的生理过程，而唤起女性的性兴奋是完成性生活的第一步骤。女性性兴奋的发起并不完全受意识的支配，特别是女性前庭大腺黏液的分泌，更需要男女房事前的一些性前戏来激发。这些性生活的自然规律和程序，是促使女性前庭大腺分泌黏液必不可少的准备工作，如果将其过于简化，前庭大腺就会"沉睡"不起，消极怠工，势必影响前庭大腺的黏液分泌，使阴道的湿润度降低，从而导致男女双方性不和谐的发生。所以要获得性生活时的欣快和愉悦感，男性在房事前应充分了解女性前庭大腺分泌黏液的规律，做好对前庭大腺的"唤醒"工作，性交前利用语言、视觉和抚摸女方的动情区等一系列性前戏，循序渐进，不可急于性交而一泄了之。女方也应全身心投入，排除其他杂念，以尽快唤起性兴奋中枢，及时发出让前庭大腺分泌黏液的信号，待阴道口布满黏液、充分湿润后再正式性交，这样就不会因为阴道内干涩，使双方都感觉干涩不适和摩擦痛，性生活的质量则会提高。

（8）前庭小腺

前庭小腺与男性的尿道腺相当，为许多小黏液腺，位于阴道前庭后部，阴道口附近的皮下，其排泄管在阴道口附近，开口于阴道前庭，分泌物的性质和作用与前庭大腺相同。

（9）尿道旁腺

尿道旁腺分布于整个尿道，主要集中于前尿道海绵体内。在男性阴茎勃起时受海绵体充血挤压而分泌清稀黏液，以润滑尿道黏膜表面及龟头，有助于进行性活动。尿道旁腺与尿道球腺有根本上的区别，有人说尿道球腺又称尿道旁腺，是一种不正确的说法。尿道球腺是一对豌豆粒大小、黄褐色的球形器官，左右各一，位于三角韧带两层之间，每个腺体有一个细长的排泄管开口于尿道球部。当性兴奋和阴茎勃起时，尿道球腺分泌物即可进入尿道，分泌物清稀略带灰白的黏液，有润滑尿道的作用。富有蛋白质，在射精时形成精液的一部分，也是组成精浆的成分之一。有时候在排尿前后或大便时，尿道口流出少量黏液乳白色分泌物，大部分是前列腺液，其中还有一部分尿道球腺的分泌物。这是因为前列腺和尿道球腺都处于盆骨底部，排便涉及的肌肉收缩时会压迫这两种腺体（图2-15）。

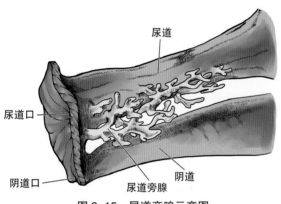

图 2-15 尿道旁腺示意图

（10）前庭球

阴道前庭球位于阴道前庭两侧的深部，是由白膜包绕的静脉丛构成的海绵样结构，呈蹄铁形。其中位于阴道两侧者，称为前庭球。

前庭球外侧部长约3cm，宽约1cm。其后端钝圆形，与前庭大腺相接；其前端尖锐，与对侧者连合，连合部称为前庭球中间部，在阴蒂和尿道之间，借助两条细弱的勃起组织束与阴蒂头紧密连接。前庭球主要由静脉丛构成，静脉极度迂曲，互相吻合成海绵体样结构，具有一定的勃起性。前庭球静脉与阴蒂静脉吻合，前庭球深部与尿道生殖膈下筋膜相接。

功能：由于表面有海绵体肌覆盖，该肌收缩时压迫前庭球而使阴道口缩小。前庭球可以感受心理和局部的刺激及来自阴蒂刺激产生的连锁反应，于是就充血隆起。前庭球被阴道括约肌包围，这种肌肉可以受到意识的支配，性交时，女性往往能控制其收缩，从而在阴道口对阴茎产生一种"紧握"作用。

（11）阴道口

阴道口位于尿道外口的后下方，由一个不完全封闭的黏膜遮盖，这个黏膜叫处女膜。处女膜中间有一孔，经血即由此流出。处女膜孔的大小及膜的厚薄每个人都不相同。处女膜破后，黏膜呈许多小圆球状物，成为处女膜痕。阴道口形态各异，大小不同，妊娠与终止妊娠会直接影响阴道外口的大小。很多女性生产时侧切，侧切后的瘢痕通常在阴道口的左右两侧，非常明显。阴道外口的形态大小直接影响双方性生活质量。所以在女性生殖器整形美容项目中，阴道外口的收紧尤为重要（图2-16）。

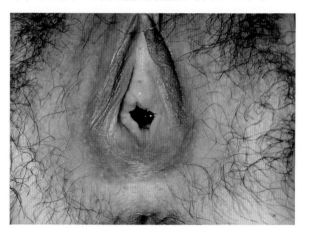

图 2-16 阴道口形态

（12）处女膜

处女膜（hymen），又称尿道瓣或阴道瓣。尿生殖前庭与阴道交界处的底壁上有一横行的黏膜褶，被称为处女膜。

1）生理结构：处女膜是雌性未成熟前的生理组织。阴道瓣、尿道瓣是处女膜的学术用语，但前者多用于其他动物，后者多用于人类。处女膜不是长在阴道里面，它是掩盖在阴道外口的一层中心有孔的薄膜，其位置就在阴道口，即阴道和阴道前庭的交界处。而阴道口是在大阴唇后下部的凹陷处（凹陷深度为2~3cm），是位于阴道向外开口处的一层薄黏膜，中间有孔，能允许经血从阴道流出。人出生的时候，大多数女婴的处女膜呈环形，即其组织在阴道口的各方向分布均匀。当女婴长到3岁左右时，新月形的处女膜变得越来越常见——阴道口朝向阴蒂一端处女膜组织少，而远离阴蒂一端处女膜组织多。

随着女性的生长发育，成年处女膜的形态开始变得千差万别，甚至有的个体先天没有处女膜，当然有些动物没有处女膜的原因是因为处女膜在胚胎期就消失了，但这样的动物往往性成熟早。常见处女膜类型如图2-17所示。

2）产生过程：处女膜并不是所有哺乳动物都有的结构，至少在灵长类里，只有狐猴、黑猩猩和人类拥有它。

处女膜是胚胎发育的遗留物，是在雌性胎儿发育的最后阶段，形成完整阴道的过程中，阴道开口处的组织遗留。由弹性结缔组织（elastic connective tissue 韧带、大动脉和肺也由这种组织组成）和胶原结缔组织（collagenous connective tissue）共同组成，其上下两面均覆盖有扁平上皮细胞（squamous epithelium）。而处女膜的强度并不是终生保持不变，它的弹性是随年龄变化而改变的。年轻态处女膜示意图见图2-18。

人在亚成年以前，由于卵巢未发育，雌性激素的缺乏会使处女膜变薄。在这个时期，它的伸展性较差，也相对脆弱。当进入亚成年期，雌性激素水平的变化会使处女膜渐渐变厚，之后其弹性继续增加。阴道性交不一定会引起处女膜的破裂（视处女膜的形态而定），或者破

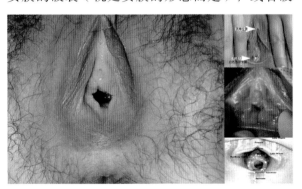

图2-17　常见处女膜类型

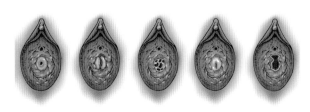

图2-18　处女膜示意图

裂只留下浅显的裂痕。

而女性怀孕时，由于雌性激素水平的再次升高，使得处女膜再次变厚且有弹性。至于生育，则会导致处女膜完全撕裂。当然，如果一直没有生过孩子，那么随着更年期的到来，雌性激素水平下降，处女膜会变得非常薄且脆弱。

3）处女膜异常：

A.肥厚：

● 症状：处女膜纤维结缔组织增生而肥厚。肥厚处女膜，因肥厚而坚韧使性交时疼痛，且也难以自发破裂。有些女性在疼痛恐惧心理下，潜意识中不愿意性交，故再次性交时有可能发生阴道痉挛。若处女膜轻度肥厚，性交时易致处女膜环裂伤较深，或出血较多。

● 诊断：一般多在婚后因性交疼痛、困难来就诊。诊断时应用阴道指诊：处女膜环容一指或两指受阻，且感膜环根部狭窄坚韧；或轻微触诊阴道口，便感觉阴道后壁侧壁肌肉痉挛收缩，即可诊为处女膜肥厚。

● 治疗：施行处女膜环扩张或切开或切除术。扩张适用于处女膜轻度肥厚者，用直肠扩张器，由细至粗，每种型号留置10分钟，直至可容两指松而能性交为止。不适合扩张者可实施手术，在局部麻醉下行放射状切开至环根部，并沿环根部切除膜瓣，创口用2-0号肠线间断缝合。切口愈合后首次性交时，阴道口宜用1%利多卡因软膏或滑润剂，使性交成功。当然不可忽视对夫妇双方进行必要的性知识与技术的指导。

B.闭锁：

● 原因：系因处女膜褶发育旺盛，泌尿生殖窦上皮未能贯穿前庭部所致。处女膜闭锁多于月经初潮后发现，如子宫及阴道发育正常，初潮后经血积存于阴道内继之扩展到子宫，形成阴道子宫积血，积血过多可流入输卵管通过伞部进入腹腔伞部附近的腹膜，受经血刺激发生水肿粘连致使输卵管伞部闭锁形成阴道子宫输卵管积血（图2-19）。

● 表现

①青春期后无月经初潮。②逐渐加重的周期性下腹痛。③下腹部可摸到包块并且逐月增大。④检查时可见处女膜向外膨隆，表面呈紫

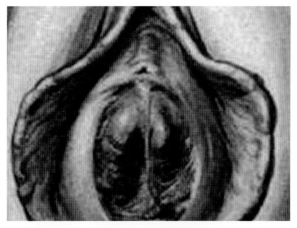

图2-19　处女膜闭锁

蓝色。⑤肛门检查扪到压向直肠紧张度大、有压痛的包块。⑥严重时伴有便秘、尿频或尿潴留、肛门坠胀等症状。

● 诊断

①上述症状和体征。②经处女膜膨隆处穿刺可抽出黏稠不凝的深褐色或陈旧性的血液。

（13）阴道

阴道是由黏膜、肌层和外膜组成的肌性管道，富伸展性，连接子宫和外生殖器。它是女性的性交器官，也是排出月经和娩出胎儿的管道。阴道分泌物的正常pH为3.8。阴道下部较窄，下端以阴道口开口于阴道前庭。在处女阶段，阴道口的周围有处女膜附着，可呈环形、半月形、伞状或筛状。处女膜破裂后，阴道口周围留有处女膜痕。在生殖器发育成熟后，处女膜会随每次的经血排出而慢慢减少，随着时间推移，消失也是正常的，根据是否有处女膜来判断是否发生过性生活是很不科学的。

1）结构特征：阴道的结构主要是下部较窄，下端以阴道口开口于阴道前庭（图2-20）。阴道的上端宽阔，包绕子宫颈阴道部，在两者之间形成环形腔隙，称为阴道穹隆，可分为前部、后部及两个侧部。以阴道穹隆后部最深，并与直肠子宫凹陷紧密相邻，二者间仅隔以阴道壁和一层腹膜。临床上有较大的实用意义，如可经后穹隆引流凹陷内的积液。

2）生理解剖：阴道位于膀胱、尿道和直肠之间，是一个富有弹性的管状器官。它在人类生殖过程中具有多种生理功能，是连接子宫与外阴的通道，是排出月经血、娩出胎儿的必经之路，也是一个重要的性交器官。阴道按其位置分为前、后、左、右4部分，其中后穹隆最深，与盆腔最低的直肠子宫凹陷紧密相邻，临床上可经此穿刺或引流（图2-21）。

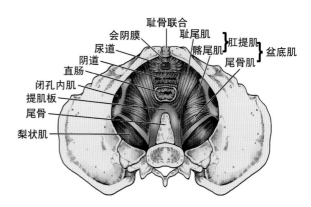

图2-21　阴道盆底上面观

A. 阴道尺寸：平时女性的阴道深度有7~12cm，前壁短，后壁长，宽度可容纳两个手指，阴道壁有许多横行的皱襞，有较大的伸缩性和弹性。性兴奋时阴道深度增加1/3，宽度也会增加。女性分娩时直径达10cm的胎儿头也能通过阴道，这些都能使我们想象到女性阴道有多大的容纳性。

B. 阴道温度：平均为37~37.8℃；但在兴奋充血时，阴道内的温度，可急升至38.5℃，会使血流加速。

3）生理功能：阴道是连接女性内、外生殖器的一条非常重要的管道。它是女性的性交器官及月经血排出与胎儿娩出的通道。阴道的上端连接着子宫，下端就是阴道口，阴道前面和膀胱、尿道为邻，后面则与直肠、会阴相连。因为阴道前面有膀胱，后面有直肠，如分娩时所耗时间太长，胎儿头部压迫阴道壁太久，可导致阴道壁因为缺氧、缺血而坏死，发生严重的漏尿、

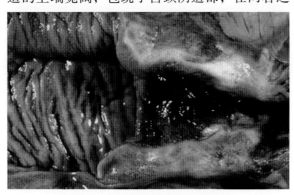

图2-20　阴道皱襞解剖示意图

漏粪现象。因此，分娩时不宜使产程拖得太长。另外，阴道是检查女性内生殖器的窗口。

4）生殖功能：阴道是由黏膜、肌层和外膜构成的前后扁的肌性管道，富于伸展性，连接子宫和外生殖器。阴道的皱襞和呈斜方形栅状分布的肌层使阴道在性交和分娩时能扩张，虽然阴道不含腺体，但是借助于阴道上皮分泌液、宫颈黏液和子宫内膜分泌可使阴道壁湿润。

在膀胱截石位，阴道后穹窿是阴道的最低处。这样的解剖位置关系便于将精子从阴道运送到子宫颈，因为正常位置的子宫颈外口正对着阴道后穹窿，是阴道最易扩张的部位，它为勃起的阴茎提供了适宜的空间。

狭窄的阴道管道和阴道环境可防止微生物侵入内生殖道。阴道还是月经出血和宫颈、子宫内膜、输卵管的分泌物的排出管道，也是正常分娩时的产道。这些功能是通过阴道的收缩、扩张、分泌和吸收等多种生理特点完成的。

阴道上端环绕子宫颈，下端开口于阴道前庭，连接子宫及外生殖器。子宫颈与阴道壁之间形成的环形腔隙，称为阴道穹窿。阴道穹窿可分为前、后及左、右侧部，其中阴道穹窿后部较深，与直肠子宫凹陷紧邻。腹膜腔内有脓液积存时，可经此部进行穿刺或切开引流。阴道前壁短，长约6~7cm，上部借膀胱阴道膈与膀胱底、颈部相邻，其中下部借尿道、阴道膈与尿道相邻。阴道后壁较长，长为7.5~9cm，上部与直肠子宫凹陷相邻，中部借直肠阴道膈与直肠相邻，其下部与肛管之间有会阴中心腱。会阴是指盆膈以下封闭骨盆下口的全部软组织，即广义会阴，呈菱形，其境界与骨盆下口一致，前为耻骨联合下缘及耻骨弓状韧带，两侧为耻骨弓、坐骨结节及骶结节韧带，后为尾骨尖。通过两侧坐骨结节的连线，可将会阴分为前方的尿生殖区与后方的肛区。狭义的会阴，在男性系指阴茎根与肛门之间的部分。在女性系指阴道前庭后端与肛门之间的部分，又称产科会阴。肛区又称肛门三角，该区有肛管及坐骨直肠窝等。

5）阴道异常：

A. 阴道痉挛：又称性交恐惧综合征，是指在试图性交时阴道周围的肌肉发生不随意的反射性痉挛，以至把阴道入口紧紧地关闭起来，使性交无法进行，甚至医生作常规的妇科检查也不可能。如果不及时诊治，往往持续数年之久，给夫妇双方带来莫大的痛苦和婚姻的不和谐。

B. 阴道松弛：阴道松弛是女性随着年龄的增长出现的一种生理状况，主要人群为产后女性。阴道松弛严重者会降低夫妻生活质量，随着现代人们认识的逐渐改变，阴道松弛受到越来越多的女性的重视，缩阴技术项目也越来越受欢迎。

能导致女性阴道松弛的原因有很多种，最为常见的原因就是生育，分娩会导致阴道松弛。随着年龄的增长，女性雌激素水平下降，使得肌肉、筋膜、韧带及相关的支持结构发生改变，肌肉的张力下降，阴道黏膜出现萎缩，使阴道松弛。不管是什么原因，女性都应该引起高度的重视，因为它会给女性的性生活带来严重困扰。

中国传统的养生功法"收肛提气"方法能很好地锻炼盆腔肌肉。方法是：每天早晚在空气清新的地方，深吸气后闭气，同时如忍大、小便状收缩肛门，如此反复100次以上。当习惯了以后，平时生活中都可以进行，不在于次数的多少，有时间就可以进行上述锻炼。经过一定时间的训练，盆腔肌肉的张力就会大大改善，阴道周围肌肉也就变得丰实、有力，阴道松弛就可以不药而愈了。而"中断排尿"训练也可以提高阴道周围肌肉张力，方法是：小便时进行排尿中断锻炼，排尿一半时忍着不排让尿液中断，稍停后再继续排尿。如此反复。经过一段时间的锻炼后，阴道周围肌肉张力提高，阴道就变窄了。在后面的"盆底康复训练计划"章节中有详细的介绍和说明。

（14）G点、A点、U点

1）G点：G点由德国妇产科医生恩斯梯·格拉齐拍首先提出，即指在阴道前壁靠阴道口3.5~5.0cm处（女性阴道从外向内的2/3处）。G点（Grafenberg spot 或 G-spot）是女性阴道前壁周围的区域，围绕着尿道，也是尿道海绵体的一部分。它是女性的性感带，当受到刺激时，能够引起高度性兴奋及强型的性高潮。它很可能就是斯基恩氏腺所在之处，不过，对于 G 点是否存在，直到现在还未达成一致。

A. 特点：有一个高度敏感区，在阴蒂没有被刺激的情况下，该区受压力刺激较易产生性高潮。"G" 为恩斯梯·格拉齐拍医生名字的第一个字母，为纪念他的发现而命名。G 点大小因人而异，一般相当于一枚硬币大小。它不是点，而是一个区域。G 点围绕尿道自成一个领域，有个小孔道通向尿道，如果对 G 点加以一定的刺激，即呈皱襞状隆起，并产生弯曲，继续加以刺激，从而鼓起的组织内就会分泌少许液体，由小孔进入尿道中。这种现象，有报道认为 "G 点射液"，也有些报道持否定态度，认为那是尿液，是由于性刺激引起的肌肉痉挛将尿液挤出体外。G 点不是普遍存在的，有报道为 10%~40%。一般认为，有 G 点的妇女在性交中快感更强，性高潮来得更快。若 G 点能够射液，将更有助于阴道润滑和性快感。

B. 大小结构：G 点是阴道壁前部一个非常精细的液囊组织，经过精确测量后，它长约 8.1mm，宽约 3.6mm。

G 点只有半个手指甲那么大，形状就像个葡萄，明显异于其他部位的生理组织。这个组织被切除完全展开后就像一架手风琴，因为它是由类似男性阴茎的勃起组织所构成的。

G 点的大小存在个体差异，一般大小为 2~3cm，有报告表明绝经期的妇女 G 点较小。G 点这个区域有复杂的血管、神经、尿道腺等环绕着腺管、膀胱颈等组织，其构造与男人的前列腺相似。

C. G 点位置：据报道，G 点的位置会随时间转移而改变。研究报告指出，对前阴道内壁的刺激能令 G 点区面积增加 50%（图 2-22）。

另一个于实验室条件下的研究，报道了 11 位受试女性被检验以找出 G 点的位置。用的方法是 "对整个阴道进行顺时针方向的触诊"。以此方法，研究者发现其中 4 名受测女性对前阴道内壁的区域具有高敏感性。有一研究表示 84% 的女性认为阴道内有一个 "高敏感性区域"。大部分性学书籍视 G 点为确切存在。

D. 科学证据：无论如何，现今的实验调查

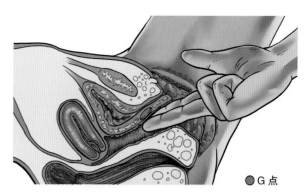

●G 点

图 2-22　阴道 G 点定位

确认了一些结果。对前阴道内壁的检验之结果是，此处没有较多的神经末梢。近期一个对 110 位病理学解剖的典型女性研究中，得出 21 位女性不带较多神经末梢的阴道地带。G 点理论的支持者被批评，原因是他们过于相信某些女性提供的不完全证据。虽然有些研究只对少量参与者做出判断及利用了准确性存疑的调查方法，但他们对更准确地找出 G 点的尝试，已提出了少量正面的证据。

有证据显示，G 点能以超声波方法测定出位置及被量度。

近期发现，女性阴道除了敏感点 G 点以外，还有 A 点、U 点的敏感点。这些敏感点连成一线，形成更加强刺激的作用。

2）A 点：性学专家蔡志安介绍了他所说的 AFE 地带（前部穹隆性敏感地带），那是个柔软的位于阴道前壁的内部的区域，当女人向他抱怨性生活的痛苦时，他发现："刺激那个部位将使女性身体彻底解放。" 而根据为蔡医生的研究结果做英文翻译的贝弗莉博士介绍，在研究小组研究过程中，刺激 A 点使女性阴道在 10 秒钟内就湿润了，同时会很快进入性高潮。

性学专家蔡志安医生先后花了 4 年的时间在 271 名妇女身上研究女性的 A 点，他认为，只要找到女性阴道内的 A 点，她们的性欲就会在短短 5~10 秒内被挑起，阴道立刻湿润起来。蔡医生说在这些女性中，有 1/3 因为老公后来找到了 A 点，而享受到多次性高潮。他在第 7 届亚洲性学大会（莱佛士城会议中心）上的报告，令人耳目一新，反应空前热烈。蔡医生说，很多妇女是因为阴道干燥，导致性交疼痛，无法好好享受性爱后上门求诊的。他进行了有关研

究，来解决女性的困扰。而所谓的 A 点，其实就是"Anterior Fornix Erogenous Zone"的简写，指的就是与子宫颈有点距离的、在阴道壁上的敏感地带。而 G 点则是在 A 点前，更远离子宫颈的地方。就是这么一点儿差距，给女人带来浑然不同的快感。"G 点的兴奋绝对赶不上 A 点，过去 A 点之所以被忽视，是因为它比 G 点更隐秘。在阴道未完全兴奋的时候，A 点是很不明显的，很难用手摸到。只有先刺激了 G 点一段时间后，更深处的 A 点才会翘出脑袋。A 点的发现，让性兴奋上升到一个崭新的台阶。"

3）U 点：U 点位于阴道入口处 2.5cm 左右。人们经常把它同 G 点弄混。U 点的刺激会使女性产生排尿的欲望。当 U 点刺激与阴蒂刺激联合进行时，会取得更好的效果。

二、女性会阴部解剖

女性会阴部主要是由外阴口与肛门之间的软组织所构成，是盆底组织的一部分。很多女性因分娩、外伤、先天会阴狭窄等问题，不仅容易发生尿道、阴道、膀胱等炎症，还容易引发很多妇科以及性生活方面的问题，所以需要

通过会阴手术治疗进行修复。针对个性化需求的群体也可以采用自体脂肪干细胞与药物治疗减少女性会阴陈旧性撕裂伤的瘢痕。如果追求比较长久治疗疗效的患者可以采用手术的方式进行治疗。会阴部主要组织结构有：球海绵体肌、会阴深浅横膈肌以及坐骨海绵体肌等（图 2-23）。

1. 球海绵体肌

球海绵体肌（bulbocavernosus）又称阴道括约肌或前庭括约肌，是一种薄层肌肉。覆盖前庭球和前庭大腺，向前经阴道两侧附于阴蒂海绵体根部，向后与肛门外括约肌交叉混合。

作用：球海绵体肌的收缩运动会压迫前庭，使阴道收紧，压迫阴蒂周静脉使阴蒂勃起。

2. 会阴浅、深横肌

会阴浅横肌（musculi transversus perinei superficialis）、会阴深横肌（deep transverse perineal muscle）主要起固定会阴体作用，但部分女性先天没有会阴浅横膈肌。

在分离球海绵体肌、会阴浅横肌与坐骨海绵体肌下方时可以看到三角形平面膜体，这 3 种肌肉位于会阴浅间隙，在下方是会阴较深的间隙，里面有会阴深横肌和尿道括约肌。

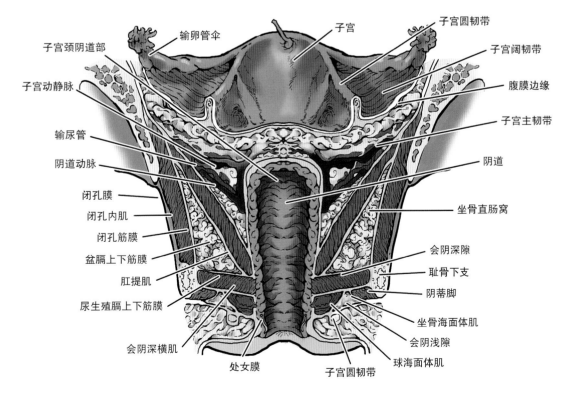

图 2-23 会阴盆冠状断切面

坐骨海绵体肌（ischiocavernosus）系尿生殖三角肌之一。此肌覆于阴茎脚的浅面，起自坐骨结节，止于阴茎脚下面。此肌压迫阴茎海绵体根部，参与阴茎勃起，故又名阴茎勃起肌（此肌在女性较男性薄弱，称阴蒂勃起肌，其功能为帮助阴蒂勃起）。

（1）坐骨海绵体肌的解剖结构

坐骨海绵体肌位于坐骨下支，覆盖于阴茎或阴蒂海绵体的根部。起始于坐骨下支或坐骨结节。抵止肌纤维束，从内、外、下侧包绕阴茎（蒂）海绵体的阴茎（蒂）脚部，并沿其行进，逐渐变成扁平的薄腱附着于海绵体外侧和下侧的白膜。另一部分到阴茎（蒂）海绵体背面与对侧的彼部相连，附着在阴茎（蒂）海绵体的背面。

肌腱和肌纤维起于坐骨结节内面和坐骨耻骨支阴茎海绵体脚的附着部，向前内侧走行，终止于阴茎（蒂）海绵体下面及外侧面的白膜，并有一部腱束到达阴茎（蒂）海绵体背面及两侧面互相交织，收缩时可压迫阴茎海绵体以协助阴茎（蒂）勃起。

（2）坐骨海绵体肌的生理作用

坐骨海绵体肌可以促进阴茎（蒂）的勃起。勃起原因有二。在神经影响下，一是阴茎（蒂）海绵体的动脉充血，二是海绵体的静脉回流受阻。阴茎（蒂）海绵体的血供丰富，有阴茎（蒂）背和阴茎（蒂）深两对动脉和丰富的静脉。阴茎背静脉，从阴茎头冠状静脉丛起始，两侧在阴茎背正中线相会，合成一条阴茎背静脉。它行于阴茎背侧沟中，两侧有阴茎动脉伴行，向后上方行进的途中接受来自阴茎海绵体中的阴茎深静脉和阴茎旋静脉，还接纳阴茎皮下静脉的交通支。继向后经阴茎悬韧带两脚间下方，达耻骨弓下韧带和盆横韧带之间，参与阴部静脉丛而告终。在阴茎（蒂）背浅、深静脉中，有单或双静脉。保证血流方向，防止逆流。静脉瓣出现的部位，通常在阴茎（蒂）背静脉汇成处和阴茎（蒂）深静脉汇入阴茎（蒂）背静脉处。由于坐骨海绵体肌收缩，使阴茎（蒂）海绵体白膜紧张，压迫阴茎（蒂）海绵体根部通过的静脉，使静脉回流受阻，增强了阴茎的勃起。

三、女性盆底盆腔解剖

女性盆底是由封闭骨盆出口的多层盆底肌和筋膜组成，有尿道、阴道与直肠贯穿其中。盆底肌肉群、筋膜、韧带及其神经构成了复杂的盆底支持系统，相互支持与作用，承载并保持子宫、膀胱和直肠等盆腔脏器的正常位置。盆底前方为耻骨联合下缘，后方为尾骨尖，两侧为耻骨降支、坐骨升支及坐骨结构（图2-24）。

1）盆底肌：是指封闭骨盆底的肌肉群。这一肌肉群犹如一张"吊网"。尿道、膀胱、阴道、子宫、直肠等脏器被这张"网"紧紧吊住，从而维持正常位置以便行使其功能。一旦这张"网"弹性变差，"吊力"不足，便会导致"网"内的器官无法维持在正常位置，从而出现相应功能障碍，如大小便失禁、盆底脏器脱垂等。

2）盆底肌的正常功能：盆底肌肉就像一条弹簧，将耻骨、尾椎等连接在一起。它围绕在尿道、阴道和直肠开口的周围，支撑着盆腔和腹腔器官，还会协同作用于膀胱、肠和性功能。因此，盆底肌肉和性功能、排尿功能等都有密切联系。

3）盆底肌功能失常表现：

A. 腹压增大（如咳嗽、打喷嚏、大笑）时有尿液不自主漏出，是压力性尿失禁的表现。经常漏尿使内裤有一种洗不去的难闻气味，更严重的可能需要用护垫，给生活造成极大不便。

B. "吊力"不足，还可以表现为盆底脏器脱垂（子宫脱垂、阴道前/后壁膨出）、大便失禁。常有中老年人是因发现外阴有肿物脱出，才到医院就诊的。但由于就诊太晚，脱垂程度较严重，往往错过早期康复治疗的时机，不得不接受手术治疗。

C. 压力性尿失禁和子宫脱垂等，是盆底肌薄弱远期的影响，而性生活质量下降，则是近期的主要影响。这在产后妇女中尤为多见。有相当部分产妇出现阴道前后壁轻度松弛、脱垂、兴奋性下降等，加上产后激素变化，阴道黏膜干涩和菲薄，会阴切口恢复欠佳，直接影响性生活质量见图 2-25。

2. 女性盆底结缔组织

盆底筋膜是腹内筋膜向下的一部分，被覆盆壁肌内膜，并延续包被于盆腔脏器的血管神经束的周围，形成它们的鞘、囊韧带，对盆内脏器具有保护和支持作用。盆筋膜在骨盆入口处附着于骨膜。由于盆筋膜与盆腹膜外组织皆

起源于中胚层的间充质，因此把环绕于盆内脏器及血管神经束周围的腹膜外组织，视为盆筋膜的脏层；把被覆于盆壁和盆底肌的筋膜视为壁层。为了叙述方便，可分为：盆壁筋膜、盆膈筋膜、盆脏筋膜这 3 部分。而盆底骨盆骨骼与韧带之间的关系，盆底盆腔结缔组织结构，侧壁肌肉韧带盆腱弓之间关系，骨盆骨骼与韧带矢状位见图 2-26。

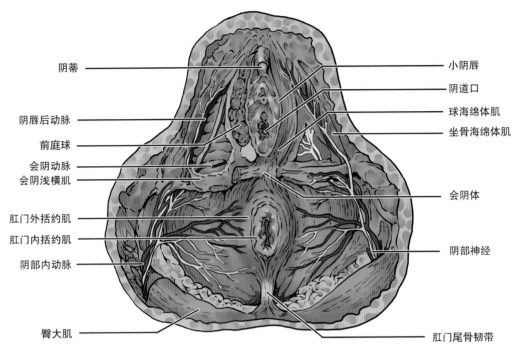

图 2-24 女性盆底结构示意图

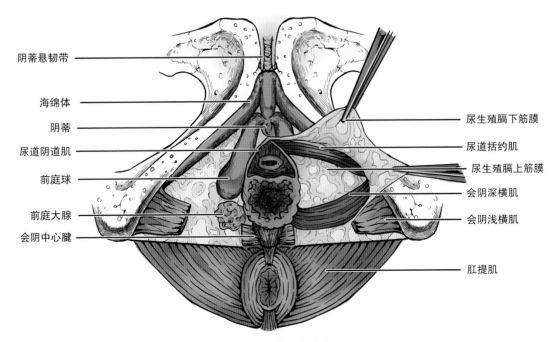

图 2-25 女性尿生殖会阴区

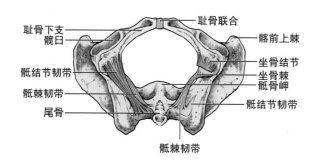

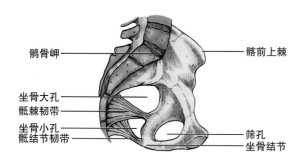

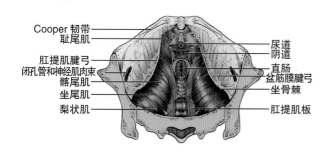

图 2-26　骨盆结构示意图

3. 女性盆腔脏器

女性盆腔脏器主要有：子宫与子宫韧带、子宫附件（卵巢、输卵管）、阴道、直肠、膀胱、输尿管等。随着年龄增加、妊娠与生产，骨骼扩张收缩发生变形移位，骨容量缺失造成筋膜松弛下垂等现象的产生。

（1）子宫韧带（uterine ligaments）

子宫韧带是子宫附件的一部分，其主要功能是固定子宫，子宫韧带共有 5 条，分别是：子宫主韧带、子宫阔韧带、子宫圆韧带、骶子宫韧带、耻骨子宫韧带，这些韧带维持子宫正常位置。

1）子宫主韧带（cardinal ligament of uterus）：子宫主韧带系维持子宫位置的韧带之一。子宫主韧带位于子宫两侧，由盆筋膜集成的，内含平滑肌。起自子宫颈上部的两侧，向后方附于盆壁上，它可防止子宫向侧方移位，是固定子

宫颈的主要韧带。

2）子宫阔韧带（broad ligament of uterus）：子宫阔韧带位于子宫两侧的双层腹膜皱襞，呈翼状，由覆盖子宫前后壁的腹膜自子宫侧缘向两侧延伸到达盆壁而成，可限制子宫向两侧倾倒。阔韧带分为前后两叶，其上缘游离，内 2/3 部包裹输卵管（伞部无腹膜遮盖），外 1/3 部移行为骨盆漏斗韧带（infundibulopelvic ligament）或称卵巢悬韧带（suspensory ligament of ovary），卵巢动静脉由此穿行。在输卵管以下、卵巢附着处以上的阔韧带称输卵管系膜，其中有结缔组织及中肾管遗迹。卵巢与阔韧带后叶相接处称卵巢系膜。卵巢内侧与宫角之间的阔韧带稍厚，称卵巢固有韧带或卵巢韧带。在宫体两侧的阔韧带中有丰富的血管、神经、淋巴管及大量疏松结缔组织，称宫旁组织。子宫动静脉和输尿管均从阔韧带基底部穿过。

3）子宫圆韧带（ligamenta teres uteri）：子宫圆韧带为一对长条状圆索，由平滑肌和结缔组织构成。起于子宫外侧缘，输卵管子宫口的前下方。在子宫阔韧带前层覆盖下，走向前外侧，经过腹股沟管，终止于阴阜及大阴唇上部之中。为维持子宫前倾位的主要结构。

4）骶子宫韧带（sacrouterine ligament）：骶子宫韧带由平滑肌和结缔组织构成，起自子宫颈阴道上部后面，向后绕过直肠的两侧，止于骶骨前面。此韧带表面盖以腹膜，形成弧形皱襞为直肠子宫壁。此韧带向后上牵引子宫颈，并与子宫圆韧带共同维持子宫的前倾前屈位。

5）耻骨子宫韧带（pubouterine ligament）：耻骨子宫韧带的作用主要是固定子宫，避免向骶骨方向后移以及向下滑脱等。

（2）子宫附件

子宫附件为女性的生殖器官，在女性子宫左右两侧的输卵管和卵巢统称为子宫附件，其中输卵管又分为输卵管间质部、输卵管峡部、输卵管壶腹部、输卵管伞部。

（3）阴道、直肠、膀胱、输尿管

女性盆腔内脏器还有阴道、直肠、膀胱、输尿管等。

4. 女性盆底筋膜间隙

1）盆筋膜间隙：位于盆壁筋膜与覆盖盆腔的腹膜之间，形成潜在的筋膜间隙。这些筋膜间隙有利于手术分离脏器，血、液体也容易在间隙内聚集。

2）耻骨后间隙：位于耻骨盆面与膀胱之间，又称膀胱前隙。其上界为腹膜折返部，下界为尿生殖膈，两侧为盆腔筋膜形成的耻骨前列腺韧带，内含疏松结缔组织及静脉丛等。耻骨骨折合并膀胱或尿道损伤时，常引起耻骨后隙出血、尿外渗或感染等，可做耻骨上切口，在腹膜外进行处理。经此隙也可完成腹膜外剖腹产术。

3）骨盆直肠间隙：位于盆底腹膜与盆膈之间，在直肠周围，借直肠侧韧带分为前外侧部与后部，此隙宽大并充满结缔组织。直肠指检可扪及直肠壶腹下部分的两侧，即相当于此隙。

4）直肠后间隙：位于直肠筋膜与骶前筋膜之间，又称骶前间隙。向上与腹膜后隙相通，两侧借直肠侧韧带与骨盆直肠隙相隔。间隙内若发生感染，向上可蔓延至腹膜后隙。腹膜后隙的注气造影，即经尾骨旁进针至骶骨前方，气体可沿直肠后隙上升，达肾周围的脂肪囊内。

5. 盆腔血管、淋巴和神经

盆腔动脉主要有：髂总动脉、髂外动脉、髂内动脉（壁支有髂腰动脉、脏支有膀胱上、下动脉、子宫动脉、直肠下动脉及阴部内动脉等）（图2-27）。

盆腔静脉主要有：髂内静脉（分为脏支与壁支，脏支包括膀胱静脉丛、直肠静脉丛、子宫静脉丛和阴道静脉丛，壁支包含臀上、下静脉、闭孔静脉、骶外侧静脉等）、骶前静脉丛（图2-28）。

6. 盆底支持系统

盆底支持系统主要包括盆底肌与盆底支持韧带的结缔组织部分。

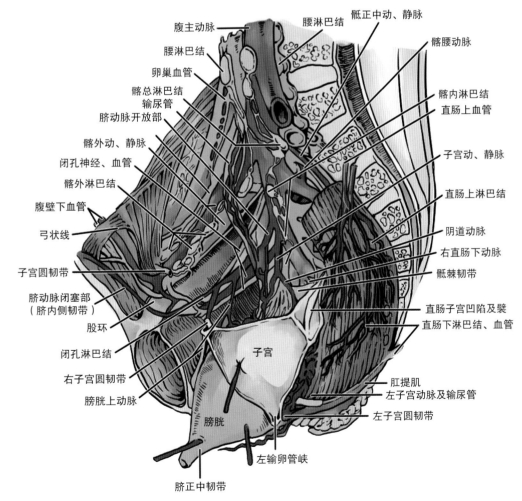

图 2-27 盆底淋巴、淋巴结与血管分布图

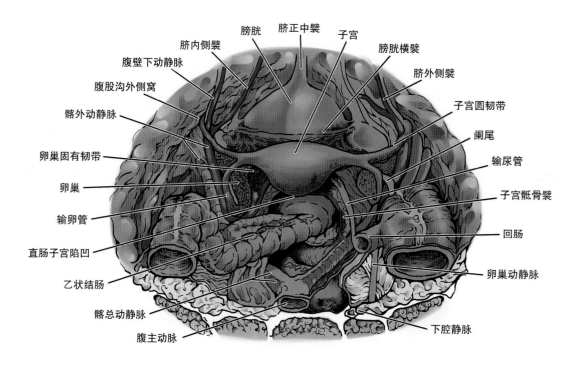

图 2-28 盆腔器官前上面观

（图中标注，从左上顺时针）：膀胱　脐正中襞　子宫　膀胱横襞　脐外侧襞　子宫圆韧带　阑尾　输尿管　子宫骶骨襞　回肠　卵巢动静脉　下腔静脉　腹主动脉　髂总动静脉　乙状结肠　直肠子宫陷凹　输卵管　卵巢　卵巢固有韧带　髂外动静脉　腹股沟外侧窝　腹壁下动静脉　脐内侧襞

（1）盆底肌

盆底肌分为上、中、下 3 层。最上层包括肛提肌和尾骨肌，有器官支持及开关尿道、阴道和肛门的双重作用。中间层为肛管纵行肌，其纤维来自肛提板、耻尾肌侧方以及耻骨直肠肌，下方插入肛门外括约肌的深部和浅部，收缩时可为膀胱颈提供向下的拉力，协助打开排尿通道。下层为会阴浅横肌、会阴深横肌、球海绵体肌及坐骨海绵体肌，主要起固定远端尿道、阴道及肛门的作用。盆底肌中发挥支持作用的主要是肛提肌。

（2）盆底结缔组织

盆底结缔组织是指含有胶原、黏多糖和弹性蛋白的一类组织，包括筋膜及韧带。

盆底结缔组织解剖及功能：盆底发挥支持作用的结缔组织包括盆腔内筋膜、盆腔韧带及会阴膈膜。盆底筋膜是腹横筋膜延续至覆盖骨盆底，位于盆底肌之上，腹膜之下，包绕盆腔器官并将其连接至支持的肌肉组织和骨盆的骨组织。这一结缔组织网与盆腔器官表面的结缔纤维相交织，使盆腔器官固定在正常的解剖位置，同时能够完成贮尿、贮便、性交、排尿、排便的功能。盆腔内筋膜特殊部位的增厚形成了盆腔韧带，参与支持盆腔脏器官。这些韧带并不是独立的、容易分离出的结构，而是整个网状筋膜的一部分，其周围连于骨盆骨和腱弓。

第三章
女性生殖器整形程序

第三章　女性生殖器整形程序

第三章　女性生殖器整形程序

一、医疗纠纷预防指导

在女性生殖器整形美容相关的项目上，医疗纠纷比较少见。通常都是因为手术本身并未给患者带来帮助，或有效的改善。引发医疗纠纷的原因通常有以下几方面的因素：

A. 非适应证群体实施了手术治疗。

B. 不同患者采用了相同的手术方案，没有根据患者情况进行适当调整。

C. 没有告知手术有关的风险隐患以及再手术的可能性。

D. 患者本身的期望值以及治疗心理本身存在问题，并未进行调查了解和疏导。

E. 无法解决患者本身的问题，或再次引发感染。

F. 治疗中的组织祛除过度，引发各类损容性、功能性损伤。

G. 手术过程未有效凝血形成血肿或其他并发症。

H. 过度承诺以及过度虚假宣传，引发患者内心的不满。

I. 过早地实施修复治疗手术，患者并未完全康复即刻实施修复手术者。

J. 未尊重患者隐私与人格，引发患者心理不满。

K. 未对女性生殖器部位进行详细的诊断检查，或并不了解组织病理，对病患部位治疗后引发并发症等。

在女性生殖器整形美容项目中，女性患者在正常情况下，都会比较开放包容。很少有主动对医生以及医疗结果进行投诉的，多数患者会因为涉及隐私顾虑而主动积极配合。而患者的知识水平与身体健康状态也参差不齐，如何更加有效地避免医疗纠纷，保护医务工作者，是我们面临的新的课题。我们必须严格遵守女性生殖器整形程序规范，严格遵照章程进行医患配合，根据适应证群体进行相应的治疗。

二、术前咨询与指标筛查

术前进行规范的准备，不仅能节省手术时间，还能够更加了解患者的真实需求。为提前设计合理的治疗方案做准备。必须尊重患者隐私、尊重患者人格，以诚恳、专业的态度为患者提供更科学的治疗方案和更人性化的指导建议。拟定标准规范的程序，只为更好地规范我们的服务，更好防范治疗风险，为治疗与教学提供更加系统全面的参考依据。

1. 客户需求意愿问诊

这是非常重要的一个环节，必须由主治医生单独与患者一对一地问诊。必要的时候需要一个独立的、相对隐秘且布置有一定场景的接诊室。在这个接诊室内必须有生殖器结构的各种模型以及毛发、外阴形态等相关内容，便于问诊与教育。在问诊中必须将"生活情况询问表"填写详细，表格内容参考第143页"生活情况询问表"。其中包括：①病史。②治疗诉求。③治疗原因。④夫妻情感。⑤生活现状等。在不同项目中的设计都有不同的初衷，目的是为了更加详尽地了解患者心理。在私下一对一的隐秘状态下进行沟通。在沟通前都需要提前告诉患者，所有今天沟通的内容只是为了更好地解决对方需求，而且没有其他人知道，有关你所有的问题和担忧你都可以说出来，我们将做简单的记录便于治疗等。减少患者的心理压力，避免患者或因身边有人而不愿意过多沟通。所以交流必须保持相对的空间，让患者有充分的表达时间。往往接受女性生殖器整复治疗的患者都有很多问题要倾诉，所以我们必须有足够的耐心，并通过问诊找出问题的根源，然后再拟定更加合适的治疗对策。

2. 术前各项指标检查

查体的标准应根据患者的病历情况表，医生问诊后根据情况进行确认。常规检查指标通常有以下这几项：血常规、尿常规、妇科检查、激素六项、肝功等。特殊患者根据排查项目进行 B 超以及其他选项的检查。通常激素六项为女性术前的常规检查指标。在女性生殖器整形美容项目确定后，各项检查指标必须严格进行查阅，既为了保护患者也为了保护医务人员的安全。很多不规范的私立机构、渠道市场的客户操作者。为了接诊更多的患者并获取利益，往往直接越过检查环节。这其实是非常危险而不负责任的行为，应该严格予以制止。目前社会环境复杂，各类患者身体健康状态各异，很多 HIV、HBV、HCV、HPV 等检查结果患者并不一定知情，就是知情有些也并不一定告知，所以必须按照严格章程进行操作，避免不必要的风险产生。

在确认患者身体各项指标符合手术标准、也对应手术适应证的情况下，对患者目前的性生活质量也要进行了解和询问，确定其核心需求以及性生活质量状态，以及患者个人的身体与心理状态。详细内容请参照第 153 页"性生活质量调查问卷"。部分机构也将本问卷归纳在"生活情况询问表"中，但是患者如果各项指标达不到治疗标准，通常这个环节可以直接省略。

3. 知情同意书与医嘱

女性生殖器整形美容的知情同意，是执业的基本原则。治疗前、中、后过程以及风险存在的因素必须提前让患者知情，并在知情的情况下接受治疗。其主要目的是规范操作，避免人为因素导致分歧与异议，防止不必要的纠纷产生。详细内容参考第 144 页"生殖器整形知情同意书"。如修复治疗则填写第 154 页"修复知情同意书"。有些内容出于隐私，建议大家可以根据情况进行适当修改，尽量不要使用这些比较敏感的字眼或词汇。避免患者因尴尬而导致不愿签署。在签署知情同意书的时候通常会程序性进行询问，是否愿意提供有关资料用于影像教育，为医学研究做贡献。如果获得客户允许的情况下我们会额外签署一份影像权

使用协议，参照第 145 页"影像权使用协议"。很多生殖器整形美容项目机构，通常会以法律文书的方式来进行备注签署。当然我们更加倾向于影像使用时不涉及肖像。通过此类章程性的询问，可以有效增加客户案例的数据统计，为后期的教育学习提供宝贵的资料。也有一些机构会设计一些有关的优惠政策，在价格上以及赠送相匹配的项目上，增加患者的需求，进而增加影像权应用的成功概率。其实在获得知情同意的时候，我们就需要展开对患者的心理提示，告知这些影像没有面部摄影，同时也是建立在科学项目研究上的展开，为医学事业、为人类健康和谐所做的贡献，社会以及医学界的人们都会感谢您今天所做的付出等。

4. 影像使用教学摄影

与女性生殖器整形美容有关的摄影、摄像，在国内相对要求比较高，技术难度也比较大。为了解决这一问题，我们都会提前设计一些案例并制作成纸质的病历，在术前、术中、术后的前后对比，不同角度的照片和效果。特别是针对美容后的效果，这样通常能给予求美者一种耳目一新的感觉。这样有利于增加患者的信心，以便下一步进行实际临床操作的应用。获得客户许可下进行摄影、摄像。这种摄影、摄像需要配合计算机，最好连接在头灯上直接进行拍摄和抓图，这样减少了专业摄影师的麻烦，同时也可以进行现场录取，并且不影响术野操作。但是它的最大的弊端是：连接在头部的摄影设备不稳，一旦长期晃动不仅看视频不清晰，而且让观看视频的人产生眩晕感。为了解决这个问题，我们也尝试了使用专业的影像设备（高像素体积较小的数码摄像机，带防晃动的那种）。结果证明这样的录制现场效果非常好，而且可以拍摄照片。所以我们需要配合 1~2 名专门的医护拍摄人员进行跟进工作。在手术的过程中为了减少这些不必要的尴尬，通常我们利用手术台铺巾进行遮挡，拍摄时尽量调成静音并不要闪光，避免引起患者心理恐慌情绪。

正常女性生殖器整形美容方面的拍摄不像整形美容外科那样，需要不同角度、不同表情的前后对照，只需要将前后或者手术中的关键

图片进行抓拍即可。拍摄技术熟练的人会利用灯光效果拍摄出高清晰照片，且像素不会影响整体的存储。由于拍摄的视频时间过长，必要的时候直接选取MP4格式高清版，既可实现互联网的传输，又能节约存储空间。治疗前后影像对比图，可以参照第146页"治疗前后影像对比图"。

5. 尊重患者个人隐私

充分尊重患者隐私，是女性生殖器整形美容项目开展的首要工作。无论患者是否接受治疗，我们在接触患者过程中，都应充分重视，并且为患者保护隐私提供支持。女性生殖器整形美容项目的开展，就必须根据患者的生殖器进行设计有关项目、服务、流程、标准。对所有的服务人员必须经过严格训练。从专业的话语指导，到实际临床技术操作，再到售后服务跟进回访、复查换药等。从术前的咨询了解、各项指标检测，再到影像拍摄、存储、案例展示等。在全程中任何人不得提及或展示患者的私人信息，如姓名、电话、联络地址或其他类资讯。我们对客户教育的过程中展示的图文仅仅是图文，不包含任何个人资讯，确保患者放心治疗。

在患者接受治疗前，我们就必须阐述有关个人隐私保护的原则和立场，同时我们也将遵守这一隐私保护，让患者放心咨询，放心治疗。针对这一原则我们专门设计了一份"患者隐私保护原则"文件，主要是为了让所有参与服务的人员了解患者隐私的重要性，同时也方便给予患者隐私保护的说明和展示。详细内容参照第147页"患者隐私保护原则"。我们在这里可以用客户代替患者二字，而不是使用患者这两个字，避免影响患者情绪。

三、基础档案建立与录入

1. 标准化客户档案建立

通常医院在接收患者的基础上都会先填写病历，而针对女性生殖器整形美容的患者，我们建议在病历的基础上额外建立一份详细档案，建立档案必须遵守几个原则：简单、便捷、清晰。如果太过复杂的客户档案不仅会耽误时间，还会影响客户情绪，所以必须在简单的基础上进行快速询问填写完成。曾经很多人反映在写完病历基本信息后，还要填写详细档案登记表，很多患者觉得不方便，就不做了。主要原因是：①个人隐私得不到保护和尊重。②表格填写时间过长、询问时间过长，而且部分程序是重复的。③环境不利于隐私保护，是开放式的柜台表格填写，人流太多导致对方不太敢问与填写，害怕身边人看到有关文字。这些直接导致档案填写失败。所以在病历本建档初期，我们最好采用直接身份证识别、社保卡识别、手机号信息识别等方式，通常要求在几十秒内完成基础病历信息，如果确实需要填写基础病历（最好是比较隐蔽的环境和询问的环境），应快速引导进入专业通道，直接转交给专业医师进行面诊。在合适的环境，经过问诊后再填写详细的基本信息档案表，详细内容请参照第148页"基本信息档案表"。这份表格通常分为正反面，正面直接记录患者基本信息，反面主要记录患者心理状态以及特殊备注提示，作为备忘记录，参照第149页"备忘记录"。

2. 规范性地复诊并检查

为了防范术后的风险，通常我们在术后的一段时间，需要根据手术类别进行持续一段时间的跟进服务，并定期接受复诊，检查恢复状态预防感染以及其他术后并发症的产生。在接受术后的服务后，我们通常根据创伤级别以及风险级别进行分类。大致分为三大类型：①无创类（主要是光电治疗类）。②微创类（主要是注射、填充、毛发移植、漂染纹绣类等）。③手术类（弹力硅胶、手术、创伤修复等）。

（1）无创类

无创类主要是光学仪器设备的治疗，主要以预防高热产生的灼伤、色沉、起泡等现象。通常可以通过电话回访，来确定患者的术后感受，是否需要到医院再次复诊。

（2）微创类

微创术后3天必须要求回医院进行复查，检查是否有感染点的形成，局部是否有坏死，是否有污染或其他不良现象的产生，而前3天刚好是术后的预防节点。如果前3天没有太大问题，后期基本通过电话回访跟进，确认是否需要在进一步进行复诊。

（3）手术类

手术后必须接受3天抗生素治疗并换药，必要时留观3~7天。避免感染、消除肿胀、术后止痛等治疗。避免人为不适影响患者的治疗感受。部分群体术后7天需要进行拆线者，则必须做好术后的预防与创面保持清洁。通常经过7天的观察，恢复情况良好者基本可以拆线或出院。在恢复完好的后期再电话跟进和维护一下即可。

很多整形机构由于经营理念是围绕服务与盈利为主，在客勤维系上和服务上相对会更加细致，收费自然也会比较高，只有高收费才能有足够的成本去支撑售后服务与复诊回访。但是公立机构则不然，由于与病患之间的关系仅仅是病患与医生的关系，往往很难真正切入患者的心理。售后服务或者复诊的跟踪基本可以忽略，一旦康复即刻出院。出院后也和医院没有任何联系了，术后情况到底如何也没有人知晓。因为所有的治疗基本和治疗的医生、护士、服务人员没有任何的利益关系。所以无论出于情感还是职责，这是相当不利的。

为了更好地规范服务本质，我们针对女性生殖器整形美容的患者，专门设计了一份回访跟进记录表格，确保所有的风险防范，真正地将患者放在第一位，做好售后回访跟进工作。详细内容参照第150页"回访跟进记录表"。

3. 相关法律文书归类

医疗服务本质是为了更好地提供治疗方案和服务。但是为了规范责任与预防风险，我们必须要对患者以及医务工作者进行相关法律法规的保护，确保所有的服务能够持久稳定的发展，为更多的人提供更加优质专业的服务。在法律法规上，我们主要有以下有关的法律文件。具体内容是：①患者隐私保护原则，详细内容参考第147页"患者隐私保护原则"。②影像权使用协议，详细内容参考第145页"影像权使用协议"。

部分机构在服务过程中还增加了家庭纠纷责任说明、纠纷责权处理办法等。

四、无创技术应用的前期准备

1. 无创、微创常用材料

在女性生殖器整形美容项目上，无创和微创操作使用的材料相对较少。而且便于分类和准备应用。主要是一次性使用无菌用品：铺巾、洞巾、无菌纱布、备皮刀、扩阴器、碘伏缸、大棉签、弯盘、口罩、手套、帽子、无菌衣等。通常一次性使用部分有成品打包的一次性无菌用品相对成本低，操作方便。

要对这些材料进行检查，包括包装是否漏气、污染，有效期是否过期等，确保能正常使用，同时在合适的存储环境中确保产品、药品、材料的品质，如有变性、变色、损毁必须丢弃不要使用。在所有的操作中使用的材料根据实际需要，提前填写有关项目应用数据，确保有效控制成本，便于管理，使用后的感受以及不足在空档处进行填写，再检查、核对、确认后签字。

2. 光学设备应用

生殖器整形的光学设备在实际临床应用中比较多见，主要有：①生殖器激光（二氧化碳点阵激光配合阴道操作头）。②半导体激光808。③电光调Q1064激光。④综合应用OPT等光学类设备。这些设备通常在皮肤科比较多见，其他科室在光学设备的搭配上较少用得到。而在女性生殖器外观美学治疗上，却离不开光学设备的应用，作为解决外阴毛发、颜色、阴道壁紧致、敏感度的治疗。我们搭配了光学设备进行联合治疗，取得了不错的效果。

光学美容设备为一次性投入，后期的维护和消耗成本相对较低。所以在实际项目设置以及后续服务疗程设计，很多机构都将光学项目进行了疗程搭配。以体验、赠送项目进行宣传和推广。

光学设备的应用前期准备工作比较少，主要是对所有设备的配件进行检查，查看是否有所缺失，能否正常投入应用，有关电源开关、脚踏、保护装置、操作头等能否正常工作，还要进行事前的操作有关接触类探头进行消毒备用。而操作前最主要的工作是：检查激光设备的应用能量，光学能量是否达标，而这里需要有足够经验的医生来进行配合检查。对光学设备搭配应用到的：敷料、热凝胶、药品、麻膏类等进行检查，查看是否需要更换。主要物品有：敷料、热凝胶、铺巾、洞巾、无菌纱布、备皮刀、扩阴器、碘伏缸、酒精缸、大棉签、弯盘、口罩、手套、帽子、无菌衣等。通常一次性使用品在固定的位置与明确的数量，所以不需要反复检查，通常在操作前进行查阅。不足都会提前进行补充。而闲置的工作人员通常会对所有的光学设备进行保养或清理，必要时进行集中培训有关配合的专业知识，确保所有工作人员都能正常配合，并相互监督工作。

五、微创术式应用的前期准备

微创术主要是针对局部注射、填充、植入等，通过微小创面进行治疗的一种手段。在微创应用的前期准备工作相对简单，不同材质类型有着不同的注意事项。

1. 弹力硅胶鱼刺韧带

1）选材：根据要求选择不同规格长度以及弹性的材料。

2）检查：检查外观无菌包装是否完好，是否在有效期限范围内，材料本身是否有瑕疵与污点，取出后弹性是否良好，有无变性。

3）消毒：取出后浸泡于酒精内，清洗残留硅胶粉，浸泡15分钟。通常采用10mL注射器，将材料浸泡在针筒内用酒精进行反复摇晃冲洗2~3次。最后挤空针筒内酒精，再用生理盐水冲洗1~2次，留置针筒内备用。

4）浸泡：选2支2mL庆大霉素16万个单位加地塞米松注射液1支，可搭配5mL生理盐水同时进行浸泡15~20分钟后备用。

这些操作可以在术前进行准备，恰好是女性外阴备皮消毒铺巾时间，通常由医助提前准备好。而操作使用的工具与器械，在后面有详细的说明。已经准备好的"弹力硅胶鱼刺韧带"见图3-1。

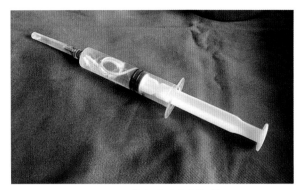

图3-1 弹力硅胶鱼刺韧带

2. 植入可吸收材料准备

可植入材质进行女性阴道壁收紧的规格品类繁多，所以在操作前必须针对所需要的治疗手术方案确认后，再进行材料的选择。通常可植入材料分为有：①阴道壁填充类多股线材料。②外阴口收紧长线锯齿类材料。③外阴皮肤紧致类平滑线与螺旋线材料。④外阴皮肤美白类材料。在材料的选择上不同医生持不同态度，而笔者则认为以上材料通常适合轻、中度微调的患者，而松弛下垂较严重的则不建议采用。其中采用锯齿长线收紧外阴口的方式，笔者持谨慎态度。所以，要有合适的适应证，并尊重患者自身的要求进行选择（图3-2）。

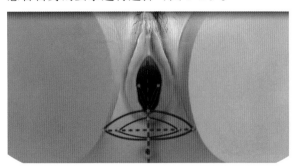

图3-2 锯齿线外阴口收紧设计

1）选材：阴道内壁植入材质，通常规格为针长38mm、线长25mm多股线。而外用则选择平滑或螺旋线的38mm规格即可。材料必须严格检查包装有效期限，多数PPDO材质保质期限只有1年，而8个月左右容易出现脆化。而PCL/PCLA/PLLA材料保质期限相对在2年左右。所以选择上需要根据应用性能选择不同规格和材质。

2）检查：包装、有效期限、材质类型、密封程度等。拆开后一定要注意线体材质性状是否完好，而不是单看包装。有些包装有效期限是合规的，但是材质内容却变质了（图 3-3）。

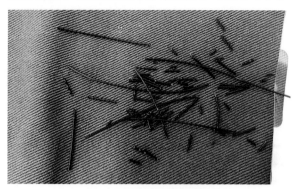

图 3-3　PPDO 变质线材

3）备用：取出材料松开针头套筒，并分类进行不同规格材料的摆放。避免操作时松动针头需要花费大量的时间和精力（图 3-4）。

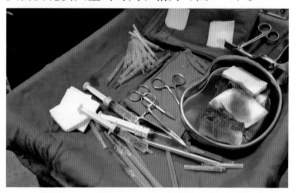

图 3-4　备用线材

3. 微创术式搭配应用规范

微创治疗中所使用到的产品，通常都搭配便于操作的注射器、注射针头。一次性注射辅助应用材料主要是注射器（10mL、2.5mL、1mL）、无痛针头、三通头、不同规格的钝头针等。

常用材料与药品（玻尿酸、胶原蛋白、童颜针、生长因子、利多卡因、肾上腺素等），辅料类（设计笔、碘酊、一次性静脉采血器、PRP 离心管、离心机、无菌棉条等）。相对这些材料准备简单，价格也便宜，是比较多见的

微创类耗材。

六、女性生殖器整形器械准备

1. 女性生殖器整形手术器械包

常用的外科器械类分两类，一类是女性生殖器外科手术常用器械包（图 3-5），另一类是女性生殖器微创埋置手术包（图 3-6）。在专业生殖器整形机构通常都会根据手术需求量，进行配置一定数量不同类型的手术包，以满足不同手术量的需求应用。

消毒：所有手术包布在应用前必须严格检查消毒是否达标，如外标签是否有超过预期有效期范围，手术包外是否有浸润性污染源等，外包布包装是否完好。打开后消毒标签纸色标是否复合消毒要求标准，如不符合要求标准请立即进行更换，避免人为的污染造成感染。

2. 抽吸脂填充器械

女性外阴脂肪的抽吸与填充，在实际应用中还是比较多见的。主要是因为材料取之于患者，成本相对来说较低。但是脂肪在实际应用中的安全隐患还是比较大，必须严格遵守操作规程。手术室洁净度要求必须符合标准，器械设备也必须符合无菌操作要求（图 3-7）。注射填充前必须回抽无血后，再缓慢注入填充部位，必要时可以采用纳米脂肪进行少量多次的治疗。而纳米脂肪相对存活以及多次叠加治疗效果更加显著。在针对女性生殖器整形美容应用中的自体脂肪抽吸以及填充，建议采用手工的方式进行。不仅成本较低，所有工具器械相对准备简单，而且手工抽吸以及填充更加安全放心，便于操作（图 3-8）。

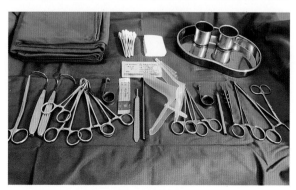

图 3-5　女性生殖器外科手术包

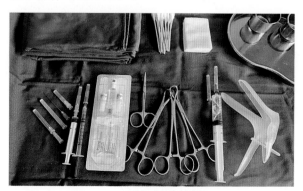

图 3-6　女性生殖器微创手术包

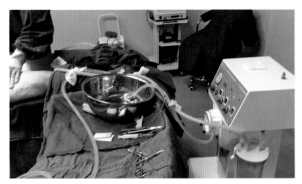

图 3-7　抽脂常规设备

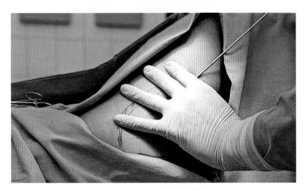

图 3-8　手工操作抽脂

3. 毛发移植器械

无毛症的患者相对少见，主要针对形态不够美观，或者想要设计自己喜欢的形状。而笔者主张毛发的移植未必要采用切除头皮后取毛移植，现在有专用的摘取毛囊的专用工具，操作简单方便微创，通常 2~3 名医生搭配可以快速实现取毛囊与移植。这种治疗方式采用专用的取毛工具设备，配合微创移植栽培。1000~2000 根植入通常配合得当只需 2 小时即可完成（图 3-9）。而针对女性外阴毛发的修正，如大阴唇毛发祛除以及阴阜毛发形态修正，除了采用脱毛的方式以外，也同样可以采用毛发移植工具进行毛囊机械性祛除，实现一次根治的作用。但是对于比较浓密的毛发则建议根据规律进行少量多次进行治疗，通常分 2~3 次取毛，避免一次祛除毛囊创面太多而带来不便。

七、麻醉方式与基本理念

所有的手术都会伴随有不同程度的风险，而女性生殖器整形美容中，最大的风险非手术本身，而是麻醉。所以选择合适的麻醉方式直接决定了患者的感受性，不同治疗方案恢复周

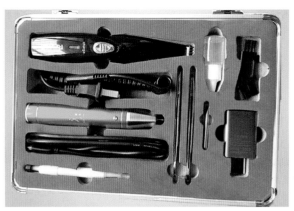

图 3-9　毛发移植工具

期以及创伤程度也各异。在这里我们重点围绕安全原则和女性生殖器整复，对最常用的基础麻醉方式与操作理念进行阐述。

1. 安全为基础原则

女性生殖器整形美容项目上，相对安全系数比较高。在正常的手术范畴中，风险概率极少。除麻醉风险外，就是术后感染。只要防范得当，这些问题都很难发生。离开安全所有的治疗都是空谈。所以预防手术风险、选择手术方案、评估手术效果、防范术后感染更多的是考验医务工作者的态度和专业。

2. 麻醉方式的选择

不同麻醉方式有着不同风险级别。所有外科医生都知道一个共识，那就是麻醉风险。通常根据手术需要，如果表皮麻膏可以解决的绝不用局麻，能够局麻解决的绝不用阻滞，能够阻滞解决的绝不用全麻。一是确保患者安全，二是规避不必要的风险。在女性生殖器整形美容中，基本上通过局部浸润麻醉以及阻滞麻醉都能完成治疗。并不需要采用全麻的方式进行治疗。而且部分项目基本不用任何麻醉方式，如脱毛与外阴颜色修正等项目。但是部分患者体质特殊，需要静脉或吸入式复合麻醉者，建议由专业的麻醉医生进行辅助（图 3-10）。

1）利多卡因用量参考：

成人常用量：

A. 骶管阻滞用量以 200mg（1.0%）为限；用于外科止痛可酌增至 200~250mg（1.0% ~1.5%）。

B. 硬脊膜外阻滞，胸腰段，250~300mg（1.5% ~2.0%）。

C. 浸润局麻或静注区域阻滞，50~200mg

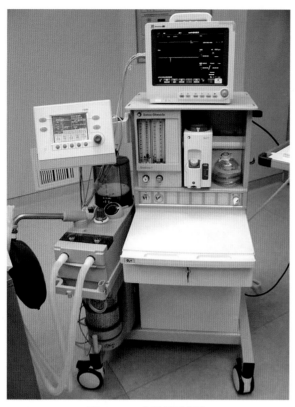

图 3-10　麻醉辅助设备

（0.25% ~0.5%）。

D. 外周神经阻滞，臂丛（单侧）250~300mg（1.5%）；牙科，20~100mg（2.0%）；肋间神经（每支），30mg（1.0%）；宫颈旁浸润，左右侧各 100mg（0.5% ~1.0%）；椎旁脊神经阻滞（每支），20~50mg（1.0%）；阴部神经，左右侧各 100mg（0.5% ~1.0%）。

E. 交感神经节阻滞，颈星状神经 50mg（1.0%），腰 50~100mg（1.0%）。

F. 一次限量，一般不要超过 200mg（4.0mg/kg），药液中加用肾上腺素用量可增至 200~250mg（6.0mg/kg），1 小时最大量 300~400mg。静注区域阻滞，极量 4mg/kg。治疗用药静注，第一次初量 1mg/kg，极量 4mg/kg，成人静滴每分钟以 1mg 为限。反复多次给药，相距间隔时间不得短于 60 分钟。

2）注意事项：利多卡因中枢神经系统毒性反应严重，利多卡因心血管毒性浓度与中枢神经毒性浓度之间存在较宽的幅度，心脏的毒性多发生在中枢神经毒性之后，因此不容忽视。

利多卡因的全身不良反应严重时可危及生命，一旦发生应及时抢救，必须注意以下几点：

A. 过敏性休克者必须立即就地抢救，病情恢复后再留观。

B. 对惊厥患者同时出现低血压及呼吸停止者任何巴比妥类不宜应用或慎用，这类患者可用安定。

C. 对中枢神经系统毒性反应，患者出现呼吸停止或呼吸抑制应做辅助呼吸，如呼吸不恢复应做气管内插管，改善通气，纠正缺氧。

D. 血管性水肿患者发生声门水肿，经抢救不能缓解并出现严重窒息时必须立即做气管切开。

3）急救措施：

A. 必须暂时终止治疗，呼救，打 120 急救电话。立即使患者平卧，松颈部衣领，使呼吸道通畅，用氨水刺激呼吸，按压人中，快速吸氧。

B. 测量患者的血压、呼吸、脉搏、体温。异丙嗪 25mg 肌注，5% 葡萄糖 200mL 加地塞米松 5mg 静注。危重患者静脉缓注 2% 硫喷妥钠 50mg，5% 葡萄糖 200mL 加氯丙嗪 250mg 静脉滴注。

C. 使用脱敏药物如注射非那根（异丙嗪）25mg，以及采用其他方法对症处理。

D. 生命保障系统设备必须配备齐全，以确保急救、保障生命（图 3-11）。

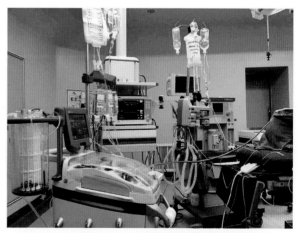

图 3-11　生命保障系统设备

4）预防措施：

A. 用药前询问患者有无药物的过敏史，身体是否有器质性病变。利多卡因目前还没有要求作皮试，个别对一般常用药物有过敏史患者也要作皮试。

B. 防止利多卡因局麻时注入血管内，必须

细心抽吸有无回血，文献报道少量的利多卡因
误注入静脉，有引起心搏骤停的危险。

C. 科室必须备有急救药品箱，抢救药品必
须充足，定期检查药物使用有效期。

D. 配备全套氧气设备，定期检查和更换。

八、适应手术操作的体位配合

1. 手术体位

在手术操作前，需要对患者提前进行体位
示意图的演示，并取得一定程度的配合。方便
手术进行以及具体的操作。在上手术台后由医
助（女性）或护士长，进行体位的配合督促，
并完成体位的正确姿势（图3-12）。手术过程
中通常需要2名医助进行配合。由于手术医生
习惯与技术难度不同，患者所采取的姿势体位也
不同。通常整个手术过程大致需要半小时到两小
时不等。所以术中长时间保持一个姿势，可能
会出现压迫，引起会阴神经损伤以及缺血性感觉
麻木。因此需要妇科下肢支持器进行辅助支持。
温馨提示：坐骨神经疼痛患者需要术前充分交
代患者，术中可能会有疼痛加剧的可能性。

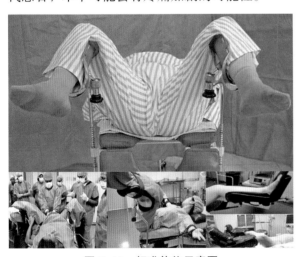

图3-12 标准体位示意图

1）消毒与铺巾：在体位正确后再进行消毒，
消毒必须遵守无菌手术原则。女性会阴处消毒
范围必须由下腹部至臀部皱褶，两侧需要将大
腿两侧1/3处，阴道与肛门同样需要采用碘伏反
复消毒后，再铺设无菌手术铺巾。如采用碘伏
消毒患者部位，必须在消毒彻底后再进行彻底
脱碘，避免因氧化形成不必要的黄色肤质。消

毒铺巾见图3-13。

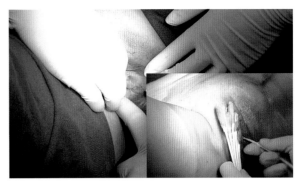

图3-13 消毒铺巾示意图

2）导尿插管：导尿管设置主要是针对手术
时间比较长，且平时小便频率较高的群体。还
有阴道闭锁、陈旧性会阴撕裂修复、阴道纵隔
修复、阴道横膈修复等，均需要提前做好导尿
设置，便于手术操作，避免手术过程中断带来
不便（图3-14）。

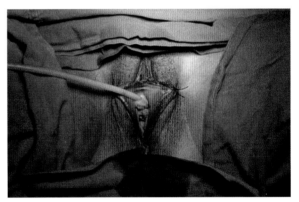

图3-14 导尿插管

2. 其他注意事项

A. 术前必须了解患者正在服用药物，如抗
凝类药物、激素类药物等。如果患者有使用则
建议提前停止或改变药物。如果患者有嗜酒、
吸毒、长期熬夜等不良嗜好，术前必须评估麻
醉的方式与风险（注：长期吸毒、嗜酒，麻药
作用时间很短甚至无效）。

B. 对于闭经后的女性我们应该推荐术前给
予雌激素，如果怀疑患者手术部位或者下尿路
可能感染，术前我们可以给予一定剂量抗生素，
预防围术期的感染。

C. 在治疗后由于治疗方式不同，很多患者
在一定时间范围内不能洗澡，所以建议治疗前
先洗澡，并备皮消毒避免操作不便增加感染隐
患。如果手术时间超过40分钟者，通常可以提

前给予导尿插管，避免术中小便带来的不便。

D. 术前如果采用静脉或全麻则需要在6小时前禁食，如果采用局部浸润麻醉，则不需要禁食。硬外麻、腰麻、静脉麻、气管全麻、臂丛麻等都需要术前6小时禁食。具体进食时间还要看哪类手术和胃肠恢复的时间。术后恢复饮食时间：局麻：术后即可进食。静脉麻于麻醉清醒后（常需2~4小时）可进食。

E. 手术操作应登记生殖器整形手术登记表，详细内容参考第151页"生殖器整形手术登记表"。

F. 生殖器整形手术操作完毕，必须对患者术后注意事项进行交代，并告知其重要性，如果不注意可能引发严重后果。详细内容参照第152页"生殖器整形术后注意事项"。

第四章
女性生殖器皮肤管理

≫ 第四章 女性生殖器皮肤管理

≫ 一、女性生殖器颜色修正

1. 女性生殖器美白褪黑技术
2. 女性生殖器美白褪黑方法
3. 女性生殖器漂染润色技术
3. 女性生殖器漂染润色方法

≫ 二、女性生殖器毛发管理

1. 女性生殖器脱毛方法
2. 女性生殖器无毛移植

≫ 三、女性生殖器紧致治疗

1. 女性外阴皮肤紧致治疗
2. 女性阴道激光治疗方法

第四章　女性生殖器皮肤管理

一、女性生殖器颜色修正

决定女性外阴颜色的因素主要有：①家族遗传因素。②年龄因素。③性生活频率因素。④生活护理方式不当。⑤激素类用药以及妊娠与终止妊娠等。而女性生殖器年轻态初期的颜色相对都比较鲜艳，如粉红、粉色，然后逐步变成暗红、浅褐、深褐，最后再到黑色等。而黑色素颗粒的弥散面积也随着不同年龄阶段而逐步加宽。女性外阴的不同颜色基本代表了不同年龄阶段。正是因为这一点，很多女性都会比较关注女性生殖器的色泽，有些甚至采用了一些技术治疗与处理，尽可能让其皮肤看上去更加年轻态、漂亮、鲜艳，如图4-1所示。

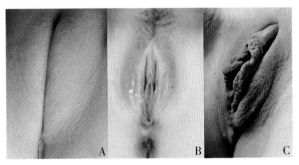

图4-1　不同形态生殖器

现在最常用的外阴颜色处理的技术通常有：①调Q激光1064进行黑色素淡化。②纹绣漂染类进行局部上色。③创意类小纹饰进行局部修饰等。④即时性润色唇膏等技术处理。现在国内女性在生殖器部位的纹饰漂染以及祛色呈逐步增加的趋势。

1. 女性生殖器美白褪黑技术

光学美白主要是采用激光设备祛除黑色素、淡化局部色素沉着的方式来进行治疗。根据临床实际情况，生殖器处的美白通常分为两种方式：①强脉冲光IPL（640~900/半导体激光808~810）。②调Q激光1064的治疗。这两种不同的设备针对的部位治疗类型也有所差异，其适用范围、治疗效果也存在明显差异。

（1）强脉冲光IPL

主要是针对面积比较大且毛发相对浓密的部位，还有大腿内侧皱褶处颜色较深的部位。但是这种治疗有一定的局限性，那就是要在颜色相对比较浅的情况下使用。如果针对颜色比较深的部位进行治疗则容易形成局部灼伤，采用强脉冲光IPL局部治疗最大的优势是，美白效果相当好且速度较快。针对局部毛发的祛除以及绒化效果非常好。所以治疗上外阴毛发的祛除以及美白都建议选用，如图4-2所示。这种治疗通常适用于在脱毛后，毛囊脱落局部形成的点状轻微的色素沉着效果显著。毛发过于浓密的脱毛者，会在阴阜部形成大面积类似于雀斑样色素沉着，通过强脉冲光IPL每个疗程4次的治疗，基本可以快速去除毛囊脱落后的色素沉着。而这种色素沉着的治疗如果采用电光调Q进行治疗则疗效进程缓慢。

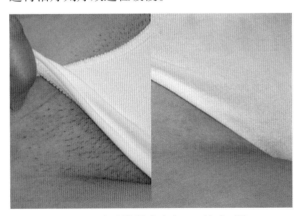

图4-2　生殖器强脉冲光IPL治疗对比

1）强脉冲光治疗优势：安全舒适，治疗效果好，操作方便快捷，技术易于掌握。甚至可以调低能量进行局部毛发的绒化治疗，如图4-3所示，也有部分医生采用强脉冲光IPL进行脱毛管理，所以，强脉冲光IPL应用范围比较广泛。

2）强脉冲光治疗弊端：受皮肤肤色限制，黑色、棕色人种不宜使用。生殖器局部皮肤颜色过于深的部位不建议采用太强能量脉冲光进

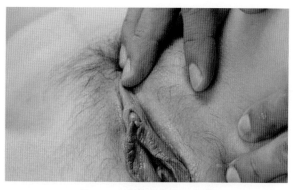

图 4-3　阴阜毛发绒化效果

行治疗，否则容易形成局部灼伤，加速色素沉着。

3）外阴局部使用建议：大阴唇颜色较浅者可以调低能量，加速血液循环改善肤质。太深颜色的大阴唇区域不建议使用，同时配合生殖器皮肤滋润保湿护理。

（2）调 Q 激光 1064

生殖器颜色偏深者可以采用调 Q 激光来进行扫描。通过调节光斑能量，进行大光斑低能量多次数的治疗。逐步淡化局部的色素实现治疗的作用。但是最大的局限是调 Q 激光治疗疗效缓慢，需要比较长的时间进行治疗。通常建议大光斑低能量多次数治疗，每次间隔 5~6 周，如图 4-4 所示。

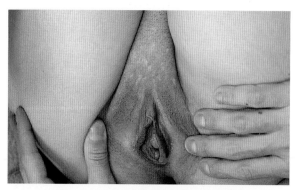

图 4-4　调 Q 激光治疗色素点状脱失

1）调 Q 激光治疗优势：应用范围广泛，治疗过程舒适，操作简单方便。适用于阴阜、大阴唇、会阴部位的色素沉着处理。淡化色素增加美白作用。

2）调 Q 激光治疗弊端：生殖器颜色过深者治疗周期较长，需要配合外用美白产品的辅助。能量过大光斑过小容易局部导致爆破，形成局部皮损。

3）外阴局部使用建议：①治疗频率不能过于频繁，必须间隔 5~6 周。②调节相对应的光

斑强度扫描色素减淡即可，切不可强行调太大能量。③扫描频率不能过多，通常一次性均匀平铺扫描，过度扫描容易形成局部肿胀，甚至形成局部瘢痕增生。

2. 女性生殖器美白褪黑方法

（1）生殖器美白的意义

生殖器美白不仅可以增加女性外阴色泽的美观，还能有效减少部分患者的心理压力以及自卑感，在女性生殖器年轻态中是不可或缺的一部分。但是由于生殖器处的光学治疗效果缓慢，通常很多患者不愿意坚持到最后。外阴口正常治疗周期为 1 个疗程 4 次，连续 2~3 个疗程相对效果较好。阴阜位置的毛发祛除后也会在毛囊口有相应的色沉，这种治疗相对较快，通常只需要 4~6 次即可淡化。毛囊祛除后的色素沉着，采用强脉冲光 IPL 基本 2~4 次可以治愈。

（2）适应证群体分析

A. 非黑、棕色人种肤色，且无光敏史。

B. 女性生殖器部位无病变，无严重瘢痕体质，局部无感染。

C. 追求女性生殖器年轻化群体等。

（3）正常女性生殖器颜色

不同年龄阶段的女性的生殖器颜色也不同，随着年龄增加，颜色的深度也随着增加。正常女性生殖器颜色，小阴唇外侧为浅褐色，小阴唇内侧为浅粉色。

（4）影响生殖器颜色的主要因素

A. 先天遗传因素。

B. 性生活频率过高，局部摩擦过多形成色素沉着。

C. 不当生活护理，如紧身裤、过度清洁等。

D. 妊娠与终止妊娠，造成激素变化影响形态。

E. 疾病因素诱发色素沉着严重，如心脏病、卵巢囊肿、子宫肌瘤等。

（5）治疗方案

1）阴阜脱毛后的色沉（图 4-5）：首选设备强脉冲光 IPL（OPT）进行治疗。

A. 剂量标准：根据肤色进行选择（均匀扫描频率 3~4 次）。

B. 操作要求：①隔热凝胶不宜太厚，均匀

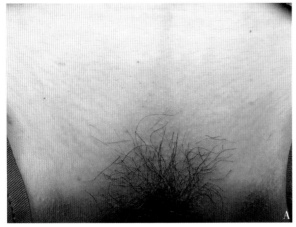

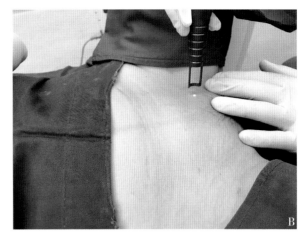

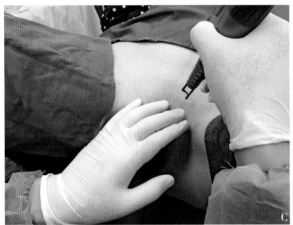

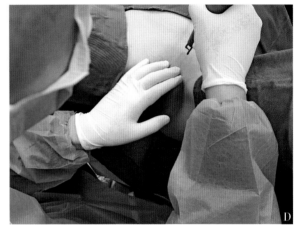

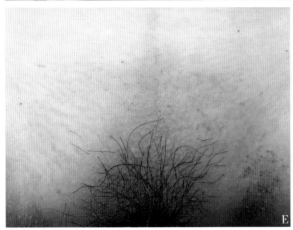

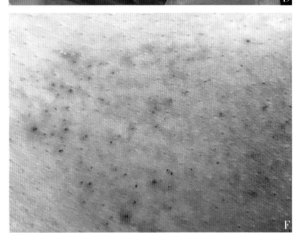

图 4-5　阴阜脱毛色沉治疗

涂抹即可。②调节适合的能量后扫描频率反复直至临床终点。

C. 临床终点：毛囊色沉部位轻微红色点状发红即可。

D. 术后护理：湿润烫伤膏、生殖器敷贴（面膜辅料）。

2）大小阴唇色素沉着（图 4-6）：首选设备调 Q 激光 1064 进行治疗。

A. 剂量标准：根据肤色进行选择（大光斑低能量）。

B. 操作要求：①调节适当光斑能量后，均匀一次性扫描，切勿高能量爆破增加局部创面。②切勿反复进行多次扫描，容易形成局部灼伤。

C. 临床终点：扫描局部颜色轻微变淡即可。

D. 术后护理：湿润烫伤膏、生殖器敷贴（面膜辅料）。

（6）临床经验

A. 术后 2 周后配合 PRP 中胚层辅助治疗可以缩短治疗周期。

B. 适当配合法国菲洛嘉 135HA 手工操作效

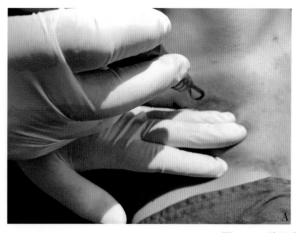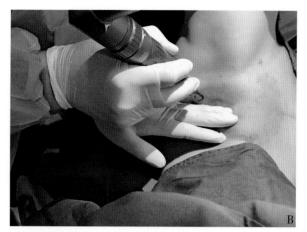

图 4-6 外阴色沉调 Q 激光治疗

果会更好。

（7）术后注意事项

A. 术后 1 周内避免高热运动（熏蒸、桑拿、汗蒸）等。

B. 术后局部避免人为摩擦过度以及人为抠挠。

C. 术后 1 周内操作部位避免沾水，避免穿过紧的紧身裤。

D. 术后局部红肿热痛可以适当给予局部冰敷。

（8）生殖器美白常见并发症

A. 调 Q 激光能量过大局部形成破皮点，并渗血形成血痂，术后容易形成色沉。

B. 少有出现局部扫描后色素脱失。

C. 反复扫描部分瘢痕性体质容易形成局部瘢痕增生。

D. 部分生殖器部位纹身后，清除患者纹身特别容易引发瘢痕。

E. IPL 能量过大或肤色过深容易形成热灼伤局部皮肤。

F. 部分人群在接受强脉冲光 IPL 治疗烫伤后引发色素沉着加重。

3. 女性生殖器漂染润色技术

女性生殖器的上色实际上是一道难题，很多人通过洗护、剥脱、敷涂、熏泡、内服、外用等各种手段均无法实现比较好的疗效。而生殖器的漂染作为生殖器上色的最后一种技术手段。由于生殖器部位位置特殊，通过漂染后的护理相对比较复杂，需要保持局部干燥和术后感染的防护。女性生殖器漂染润色，对外阴本身的肤质要求较高，需要在较浅的颜色下进行漂染。所以很多患者都是在经过激光治疗后再进行局部漂染上色。

纹绣漂染，实际上是一种微创伤性皮肤着色，属于医疗美容。它是将色素植入皮肤组织内形成稳定的色块，由于表皮很薄，成半透明状，所以植入的色素通过表皮层呈现出植入色泽，以达到掩盖瑕疵、扬长避短、修饰美化的作用。由于刺入皮肤的色素均是小颗粒状、直径都小于 1μm，植入后很快就会被胶原蛋白包围，无法被吞噬细胞吞噬，从而在皮肤表层形成半永久的标记。称为"纹绣"也称为"纹饰"。现代纹绣包括：纹眉、漂唇、纹眼线、生殖器纹饰、外阴上色等。

上色技巧

1）分块处理：在做整个阴唇面上色时将左右阴唇面分为 4 个区域，每块区域根据纹绣机针的数量又可分为 2~3 块，操作时要认真地、细细地、满满地把每块纹好，纹好一块后再进行下一块，注意：在做下一块前一定要将针帽里的液体吸出，重新蘸色料，确保上色效果。

在做阴唇内侧应采取分段处理，就是把唇线分为若干个色阶段落，一阶一段地运针，在做阴唇内时也要勤蘸色料，确保流色顺畅，遇有出血点或色料堆积情况，要避开此处，做下一遍上色时再补针。

2）层层入色法：操作大阴唇内侧上色时利用针帽的伸缩调节针的长度，做第一遍上色时针长露出 1mm，第二遍上色时针长露出 1.5mm，第三遍上色时针长露出 2mm，注意：调针时一定要在开机的情况下调针，运针时针帽应贴在皮肤上，确保所需针长全部刺入皮肤，入针角度为90°。

3）少擦拭多渗透：操作阴唇部上色时不能边纹刺边擦拭，每次上色后要让色料在阴唇部上保留2~3分钟，然后再轻轻擦拭，整个大小阴唇做完后再涂上色料的做法是错误的。

4）五字诀：

A. 轻：操作者动作要轻，左手不可大力拉动皮肤，右手下针不可太重。

B. 柔：运针动作轻柔，顺势走式，力度一致，保持垂直角度入针。

C. 快：运针动作要快，并且速度稳定，不可忽快忽慢。

D. 帖：针帽贴在皮肤上，让所露针长全部刺入皮肤，确保上色均匀。

E. 密：运针路线要密，不论用何种运针针法上色效果必须均匀。

4. 女性生殖器漂染润色方法

（1）**女性生殖器漂染润色的意义**

增加女性生殖器年轻态视觉感官，减少患者因生殖器颜色引发的自卑心理。通过漂染增加女性生殖器的色泽美观。还有一部分无毛症患者，采用了纹绣技术在局部进行纹身，更加凸显无毛症的吸引力与情趣，如可以纹上一些动物图案。

（2）**适应证群体分析**

A. 女性生殖器部位无病变、皮肤色泽不宜过深的人群。

B. 外阴颜色相对较浅（黑色使用漂染效果很差）。

C. 无糖尿病、无严重瘢痕体质、6周内无治疗史、局部无感染。

D. 追求女性生殖器年轻化群体等。

E. 非生理周期女性。

（3）**女性生殖器色泽选择**

不同年龄阶段以及不同色泽的女性生殖器形态，有着不同的视觉效果，可以根据具体情况选择。

（4）**术后注意事项**

A. 术后2周内避免局部污染、高热运动（熏

蒸、桑拿、汗蒸、同房）等。

B. 术后2周内局部避免人为摩擦过度以及人为抠挠结痂。

C. 术后1周内操作部位避免沾水，避免穿过紧的紧身裤。

D. 术后配合3~5天抗感染静脉给药，并配合局部抗感染药膏3~5天。

E. 术后清洁可以采用稀释后0.1%浓度的新洁尔灭溶液进行局部清洁，清洁后涂抹抗感染药膏。

（5）**女性生殖器漂染并发症**

A. 局部创面引发感染的可能。

B. 极少数会因为漂染形成瘢痕增生。

C. 漂染色素不均匀以及技术差异引发损容性外观。

二、女性生殖器毛发管理

女性生殖器毛发的密度，直接决定了女性外阴的视觉美观。不同的毛发密度有着不同的视觉感受（图4-8）。合适的密度、柔软度、形状影响着人们的视觉感官。不同视觉感官从某种程度和意义上来说，也影响着人们对性趣的趋向与欲望。所以合理地修饰外阴毛发有利于女性生殖器的年轻态的重建，有利于外阴美观的修饰。目前也有很多人会对自己的外阴毛发进行形态的修整，选择的形状有动物或常规的心形、三角形等。

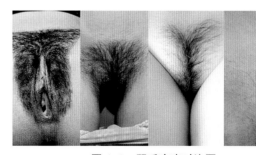

图4-8 阴毛密度对比图

在初期很多人喜欢采用刮除修整的方式，设计好形状进行修正。但是这种方式自己低头操作相当麻烦，所以很多人直接采用激光进行祛除修正形状，做到永久性的形状打造。设计出不同感官的外阴毛发轮廓。

1. 女性生殖器脱毛方法

生殖器脱毛分为4种类型的脱毛：①完全祛除型。②脱掉多余的部分毛发，让局部毛发绒化。③根据设计的形状进行脱毛，脱出自己喜欢的形状。④大阴唇毛囊祛除型。不同的需求在治疗方案的选择上有所异同。前3种方案通常是将阴阜上的毛发祛除，但是针对大阴唇上的毛发祛除难度较大，有些人皮肤组织颜色较深，很难快速实现治疗效果。所以才有第四种类型，即直接祛除毛囊的治疗方案，做到一次性祛除。但是这种治疗操作比较缓慢，通常需要特殊的工具，而且根据毛囊的浓密度，需要足够的时间。

（1）女性生殖器脱毛的意义

生殖器脱毛可以增加局部形态的美感，增加局部的舒适性，在女性生殖器年轻态的治疗中有着重要的意义。

（2）适应证群体分析

A. 女性生殖器部位无病变，皮肤无光过敏现象，非黑、棕种肤色人群。

B. 无严重瘢痕体质、6周内无毛发治疗史、局部无感染。

C. 毛发过于浓密、毛质过于强韧、毛发散乱、毛发生长过速、过长。

D. 需要不同形态、形状外阴毛发的群体。

E. 追求女性生殖器年轻化群体等。

（3）影响毛发密度的主要因素

A. 家族遗传因素。

B. 年龄因素，随着年龄增加，激素水平的变化影响着外阴毛发的密度。

C. 生活习惯因素：平时反复剔除外阴毛发者，容易导致毛发更加粗厚。

D. 激素类药物使用因素等。

（4）治疗方案

1）治疗原理：激光脱毛是通过表皮冷却对皮肤实行冷却性麻醉，利用毛囊中的黑色素细胞对特定波段光的吸收，产生光热解反应，破坏毛囊中的毛乳头、毛基质部分，并通过高热的吸收形成热扩散，热凝固整个毛囊，最后形成毛囊坏死脱落实现永久性的脱毛。治疗中不损伤皮肤汗腺、皮脂腺，而达到永久性脱毛效果，

同时收缩毛孔，美白皮肤。

2）细节说明：

A. 操作前建议提前1天或2天进行备皮，方便增加实际疗效。

B. 操作人员必须做好眼罩防护，避免激光对操作人员的眼睛形成伤害。

C. 操作中注意剂量标准，切勿贪图效果导致剂量过大形成灼伤。

D. 孕妇、生理周期、糖尿病患者禁止治疗。

E. 未成年女性建议在18岁以上再接受治疗。

3）治疗方法：脱毛前先要和患者充分沟通，确定具体需求与形态选择后，再根据需要进行合理的设计。根据需要进行局部多余毛发祛除以及治疗。

第一步：沟通确认患者需求。

第二步：设计治疗毛发形态及方案。

第三步：备皮消毒，并固定好设计形状（选择白色记号笔）。

第四步：冰敷或敷涂冷凝胶进行治疗（凝胶治疗中颜色发生改变者更换凝胶）。

第五步：术后局部进行敷料冰敷5~15分钟。

第六步：交代术后注意事项。

（5）术后注意事项

A. 术后2小时内尽量采用冰敷或者冷敷，减少术后的灼热感。

B. 治疗后1周内，避免热水冲洗，生殖器局部禁止涂抹其他身体乳。

C. 术后1周内减少同房产生的局部摩擦和刺激。

D. 治疗期间禁止大量使用激素类药物。

（6）生殖器脱毛并发症

A. 能量过大或生殖器脱毛部位颜色过深引发局部烫伤。

B. 严重烫伤者可能引发瘢痕的产生。

C. 部分脱毛需要多次反复治疗。

D. 少有局部烫伤引发严重光斑面积类似色沉。

E. 部分创意脱毛形态并不是理想中的美观，且绒化效果不理想。

2. 女性生殖器无毛移植

少毛症（无毛症）是指过了青春生长期后，

阴部的毛发稀疏或无毛的症状，一般身体无全身性疾病，遗传因素占25%左右。据有关数据统计，中国的女性完全无毛情况约占2%（无毛症），十分稀疏情况约占12%（少毛症）。不同种族的无毛症比例也有所不同，如蒙古族无毛症比率为4%左右，少毛症则在8%~20%。后天导致无毛症的原因有：长期便秘、过敏性皮炎、抑郁症、骨质疏松、卵巢囊肿、子宫肌瘤、高血压、甲状腺疾病等。

无毛症、少毛症患者，因为生理上的不便可能会产生精神上的羞耻感、自卑感。这种症状不仅会导致身体的不便，而且长期引发心理压抑形成抑郁症。特别在中国文化熏陶下的人们比较避讳"白虎"二字（即无毛症），无论是对婚姻、家庭、事业、感情等都会有所隐晦。尤其男性患者比女性患者的恐惧感更为严重（图4-9）。

无毛症的治疗，可适当采用含有雄性激素的软膏涂抹局部的方法，但收效甚微，从根本上医治，需要靠毛发移植手术来矫正。采用头皮毛发移植存活率在90%左右，但是移植后需

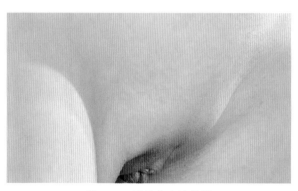

图4-9　无毛症女性外阴

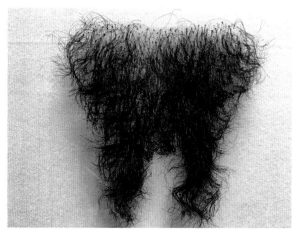

图4-10　人工阴毛形态

要2~3个月，毛囊才会逐步稳定。6个月后才会重新生长。而部分恐惧采用手术方式治疗的患者，则建议采用人工阴毛配合性激素治疗。人工阴毛最大的优势是无痛、无创，也不需要担心手术风险。最大弊端是相对舒适性较差、保持时间较短、护理比较麻烦、美观自然度较差等（图4-10）。

（1）女性生殖器毛发移植的意义

女性生殖器无毛症的治疗不仅仅是无毛症的治疗，更是针对无毛症患者心理压力的疏导，彻底解决长期的心理忧虑。无毛症的毛发移植，还可以根据患者需要提前设计好不同的形态，可以根据自身需求做好不同轮廓的选择。有经验的毛发移植医师，会根据毛发密度设计好曲线，分为中心高密度、过度中密度、外围低密度的几个范围设计，治疗后会更加自然（图4-11）。

（2）适应证群体分析

A. 阴阜少毛症、无毛症群体。

B. 治疗局部无病变，无严重瘢痕增生体质，无糖尿病的群体。

C. 希望改变外阴毛发轮廓以及形状的群体。

D. 局部修饰或调整毛发类群体。

（3）无毛症的主要因素

A. 先天染色体遗传因素占无毛症的50%，通常无毛症女性患者，多数其女儿也容易患无毛症或少毛症。

B. 生理健康因素导致激素水平直线下降应发少毛症或无毛症。

C. 卵巢囊肿、子宫肌瘤、甲状腺疾病容易

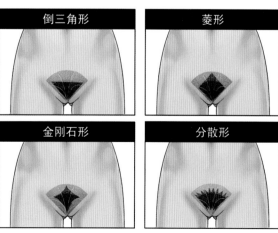

图4-11　阴毛设计梯度

导致无毛症。

D. 长期心理压抑、情志抑郁容易导致无毛症等。

（4）治疗方案

1）治疗原理：毛发移植是以"毛囊"移植为治疗方式，移植成功率在90%左右，这种治疗操作相对简单，但是比较耗费时间和精力，需要一根根地取出毛囊进行移植。头皮取毛囊在治疗的初期通常会根据供体优势理论，取后枕部头皮进行移植。

不通过切割，可以利用Auto-direct毛囊采取机或者手控穿孔机（manual punch）来采取毛囊，能够不在后头侧留下瘢痕且把对毛囊造成的损伤最小化的同时安全地采取。毛囊损伤最小化，FUE可以通过患者的头皮状态和部位来决定打孔的深度以及手动／自动与否，从而提取毛囊。与采用切割法的毛囊比较FUE的毛囊根部毛囊细胞组织的数量比较充足。FUE采取的毛囊细胞因使用了0.8mm的打孔，因此没有丧失任何一个重要的毛囊单位（图4-12）。

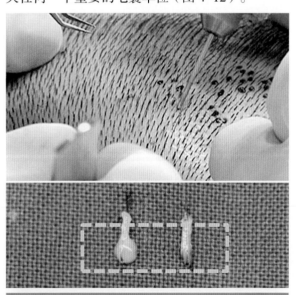
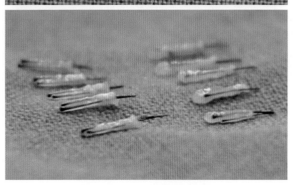

图4-12 头枕部摘取毛囊

2）细节说明：

A. 患者查体指标符合要求标准，并同意接受治疗。

B. 供取部位无感染及病变，并充分消毒。

C. 建议2名搭台医助进行配合摘取毛囊、准备与辅助移植工作，节约操作时间。

D. 设计中注意毛发浓密梯度。

E. 毛囊检测可以于术前进行。

3）治疗方法（图4-13）：

第一步：供区修剪毛发并消毒。

第二步：供区内取出600~1000根毛囊，医助辅助分离毛囊备用。

第三步：受区进行毛囊移植，为保持移植后的毛发形态与外观，种植过程中需要根据设计进行同一方向角度的移植，杂乱无章的移植影响存活后的形态。移植过程中抽取自体血离心PRP备用。

第四步：受区移植后进行自体PRP浸敷于表面15~30分钟。

第五步：移植后的防护固定包扎。

第六步：交代术后注意事项。

（5）术后注意事项

A. 术后2周内保持饮食清淡，禁食辛辣刺激性食物，禁止熬夜等。

B. 术后2周内注意避免愈合轻度瘙痒而自然抠挠形成脱落。

C. 术后1个月内禁止局部摩擦、泡澡、熏蒸、桑拿、性行为。

D. 术后3个月内禁止大力挤压或局部冲击，影响毛发的存活。

E. 术后建议使用自体PRP进行局部大面积浸敷30分钟增加存活率，促进创面愈合。

F. 术后局部做好清洁防护，避免污染形成局部感染点，必要时可口服抗生素。

G. 术后不宜清洁血痂、血渍，避免人为摩擦形成脱落。

（6）生殖器毛发移植并发症

A. 毛发移植少有感染形成。

B. 毛发移植后的形态随着毛发生长过长影响创意设计移植的美观度，需要定期修剪。

C. 偶有植入后局部瘢痕的形成，所以需要

女性生殖器整形美容

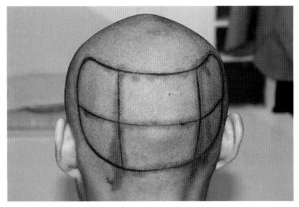

A. 移植部位备皮设计

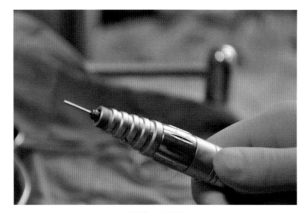

B. 移植工具检查

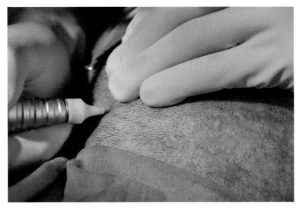

C. 头枕部摘取毛囊

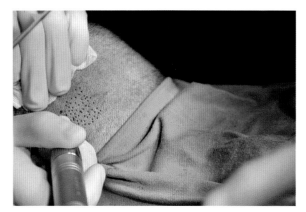

D. 均匀间接性摘取

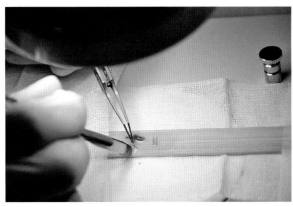

E. 摘取毛囊检查制备

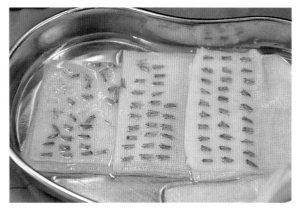

F. 摘取后准备好的毛囊

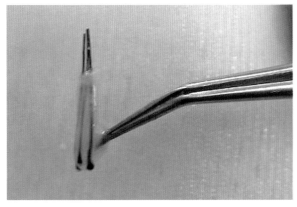

G. 外阴设计位植入

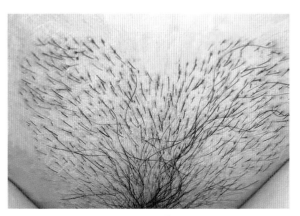

H. 心形植入外阴后

图 4-13　生殖器毛发移植过程

提前预防选择好适应证群体。

D. 移植存活率较差者，需要配合再次治疗。

三、女性生殖器紧致治疗

女性生殖器紧致治疗分为两大类：一类是外阴皮肤紧致治疗，另一类是阴道黏膜紧致治疗。这两者最大的区别是，外阴皮肤紧致是为了更大程度地改善视觉美观。而阴道黏膜内的收紧则是为了改善敏感度以及阴道的紧致度。

• **女性外阴皮肤紧致**：女性外阴皮肤肤质与紧致程度，直接决定了女性生殖器的外在美观情况。在女性外阴皮肤出现轻度松弛、暗淡、色沉过深等现象时，建议采用微创皮肤管理的方式进行局部肤质的紧致。在实际临床应用中最常用的两种治疗方案是：①激光治疗：通常采用 1550nm 激光、10600nm 二氧化碳点阵激光进行阶段式治疗，深浅配合促进胶原生长与局部皮肤紧致，同时还可以通过剥脱性重建，减少外阴色素沉着的现象。②表浅微量注射治疗：通常采用水光注射的方式或者手工表浅注射的方式。进行局部表浅给药治疗，补充皮层玻尿酸含量并通过功效性成分进行美白。通常我们使用的有法国进口的菲洛嘉、思丽等。

采用激光治疗与水光注射治疗配合，是改善外阴肤质比较有效的一种手段。治疗后恢复期最常见的方式是配合使用果酸、乳酸、维甲酸、水杨酸和丙酮酸等，这些皮肤外用的产品不仅可以提亮肤色，还可以降低络氨酸酶的活性。搭配日常抗氧化剂：左旋维生素 C、熊果苷、甘草萃取物，这些抗氧化剂既可补水保湿，还可以预防氧化形成色沉。

• **女性阴道黏膜紧致**：阴道黏膜紧致通常采用 10600nm 二氧化碳点阵激光，在阴道内黏膜进行环状点阵热凝固（图 4-14）。点阵激光采用特殊阴道操作头，通过 360℃高密度热凝固点，促进胶原热收缩，并因局部创面形成新生胶原。在热凝固的创面上由于热凝固与热剥脱原理，造成阴道黏膜上皮组织的脱落新生，以此形成新生的上皮组织，敏感度得以增强。这种治疗由于即时性效果比较显著，而远期效果满意度

较低，所以很多患者均建议采用多疗程的方式进行治疗。通常阴道黏膜激光治疗是 6 次为 1 疗程，每个月 1 次治疗。2 疗程为一个正常治疗周期，所以女性阴道黏膜紧致治疗周期通常需要 1 年左右的时间。

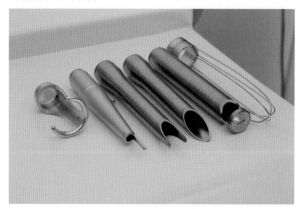

图 4-14　阴道激光点阵头

1. 女性外阴皮肤紧致治疗

现在采用激光治疗外阴皮肤紧致的群体相对较多，主要是由于治疗快速，护理方便。适应于轻、中度皮肤松弛症患者，也用于女性外阴皮肤松弛的防范性治疗。过于严重的外阴皮肤松弛症建议采用手术的方式进行切除性治疗。这类群体通常比较年轻化，年龄层次多数为25~35 岁，少有 40 岁以上的群体接受治疗报道。激光治疗外阴皮肤紧致，通常采用 4 次为 1 疗程。医生通常会根据患者情况给予 1~2 个疗程治疗，以此观察术后疗效。

女性生殖器激光分型：① 1550nm 点阵激光治疗仪。② 10600nm 二氧化碳点阵激光治疗仪。这两种不同光谱的仪器，主要治疗作用原理与机制也相对不同。

• **非剥脱性 1550nm 点阵激光**：穿透深度多为 2~4mm。阴道黏膜热凝固治疗，黏膜上的创面点通常为每个点的直径为 30~60μm，点与点的间隔远大于点的直径。通过 1550nm 点阵激光进行阴道黏膜内的高密度点状重叠性治疗，深层刺激阴道黏膜下形成点状瘢痕热挛缩，刺激新的胶原蛋白再生，从而达到收紧阴道壁的作用。

• **剥脱性 10600nm 二氧化碳点阵激光**：通常为 50~80μm 的焦斑的创面，穿透深度在 1~2mm 之间。光斑间距 300μm 左右。这种治疗方式由于热气化、热凝固造成阴道黏膜内表浅

层细胞凝固性坏死并脱落，从而形成黏膜再生，而热效应会使黏膜比胶原受热收缩变粗，从而使阴道变紧，剥脱性重建则能有效增加阴道的敏感度（图4-15）。

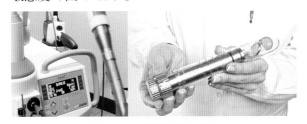

图4-15　阴道激光治疗仪

（1）适应证群体分析

A. 轻、中度外阴皮肤松弛类群体。

B. 改变外阴与大阴唇皮肤紧致度的群体。

C. 追求生殖器年轻化，局部修饰增加完美度的群体

D. 外阴需要漂红以及外阴营养不良的群体。

（2）禁忌证群体分析

A. 严重瘢痕增生体质类群体。

B. 严重糖尿病及免疫类疾病类群体。

C. 感染HIV、HPV、HSV类群体。

D. 外阴皮肤癌患者类群体等。

E. 正在接受其他外阴皮肤治疗类群体。

F. 光敏源类群体。

（3）外阴皮肤松弛原因

A. 年龄因素造成外阴皮肤松弛以及颜色过深。

B. 性生活频率过高或拉伸度太大形成松弛。

C. 激素水平的改变或减肥形成外阴局部皮肤松弛。

D. 妊娠与终止妊娠反复过程形成外阴皮肤松弛。

E. 过度清洁以及外用产品或洗护不当所形成。

（4）治疗方案

1）术前准备：

A. 术前提前1天清洁外阴并消毒。

B. 术前必须查体避免瘢痕疙瘩体质、免疫性疾病、局部腺体疾病类群体治疗。

2）治疗方法：

第一步：并备皮消毒操作部位后铺巾。

第二步：选择激光设备：建议初次治疗选用10600nm二氧化碳点阵激光设备进行局部治疗，局部剥脱性重建一次后，第二次再进行

1550nm激光治疗。

第三步：治疗结束后局部无菌敷贴冰敷降温，避免热弛豫。

3）临床经验：

A. 笔者建议这两种设备均可采用复合治疗的方式进行治疗，如3次1550nm点阵激光治疗配合1次10600nm二氧化碳点阵激光治疗。4次为一个基本疗程。正常可以配2~3个疗程为一个治疗周期。

B. 首次治疗建议：10600nm二氧化碳点阵激光治疗后期3次采用1550nm点阵激光治疗，间隔周期为1个月/1次。

C. 术后配合表皮常用的色素淡化类产品美白效果会更好。

D. 治疗后即可配合成纤维细胞生长因子冻干粉浸润局部30分钟。

E. 治疗后可以搭配局部PRP表浅治疗，可以有效加速外阴皮肤紧致度以及色泽光亮度，增加愈合速度。

（5）术后注意事项

A. 术后避免因局部结痂瘙痒而抠抓治疗的局部组织。

B. 局部涂抹湿润烫伤膏或成纤维细胞生长冻干粉。

C. 局部术后必须冰敷消炎敷贴或消炎凝胶敷涂。

D. 术后1周内避免创面污染。

E. 术后两周内避免同房形成局部摩擦。

（6）外阴皮肤激光治疗常见并发症

A. 部分人群术后会出现轻微瘙痒与灼热感加重。

B. 少有人出现因热剥脱导致局部色素加深现象。

C. 光敏源患者会有严重过敏以及肿胀现象。

2. 女性阴道激光治疗方法

女性阴道内采用10600nm二氧化碳点阵激光治疗的方式比较多见。这种治疗方式通常只适用于轻度阴道松弛症患者。阴道中度、重度阴道松弛症患者采用这种治疗方式基本无效。轻度阴道松弛症类群体，基于这种治疗方式比较简单，无须特殊的护理以及快速的

恢复过程比较受青睐。

（1）阴道激光治疗优势

A. 激光治疗阴道收紧可以随做随走，没有术后康复禁忌，恢复周期短。

B. 无痛苦、无手术类风险与创伤。

C. 并发症非常少，且易于控制风险。

D. 治疗技术也简单方便，成本也较低。

（2）阴道激光治疗弊端

A. 针对性人群较局限，如只针对轻度松弛类患者，中度、重度治疗无效。

B. 疗效周期有限，且术后效果评价相对不高。

C. 需要长期进行治疗，服务时间周期长，增加售后服务难度。

（3）适应证群体分析

A. 中、轻度外阴皮肤松弛、阴道松弛类群体。

B. 改变外阴与大阴唇皮肤紧致度的群体。

C. 追求生殖器年轻化、局部修饰增加完美度的群体。

D. 轻度压力性尿失禁的群体。

E. 外阴需要漂红以及外阴营养不良的群体。

F. 阴道 pH 紊乱、干涩，免疫力下降等群体。

（4）禁忌证群体分析

A. 严重瘢痕增生体质类群体。

B. 严重糖尿病及免疫类疾病类群体。

C. 感染 HIV、HPV、HSV 类群体。

D. 宫颈癌、妊娠、月经期类群体。

E. 使用补片做过阴道收紧类群体。

F. 光敏源类群体。

（5）治疗方案

1）术前准备：

A. 阴道内消毒。

B. 阴道内医用丁卡因凝胶均匀涂抹 3 分钟后即可操作。

2）治疗方法：

采取阴道黏膜内高密度条索状点阵，并环绕阴道 360° 均匀治疗。初次治疗的能量密度不宜过度重叠，避免局部热凝固过度形成局部瘢痕性挛缩过度。确保使用规范的医疗仪器设备，避免因能量输出不准确形成人为损伤等问题的产生（图 4-16）。

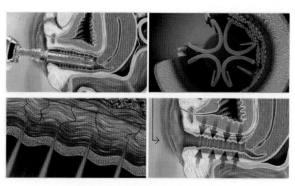

图 4-16　阴道激光治疗原理

3）临床经验

针对轻、中度压力性尿失禁女性的治疗，采用 10600nm 二氧化碳点阵激光，进行阴道上壁治疗。建议搭配 1550nm 点阵激光以及单极、多极射频进行治疗，往往会获得不错的效果，无创且恢复迅速。笔者通常使用 Viveve（密泌）单极射频进行阴道收紧辅助治疗，效果更好（图 4-17）。

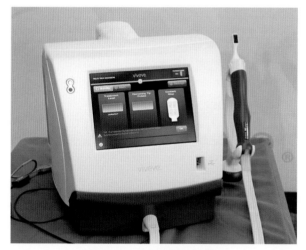

图 4-17　单极射频治疗仪

（6）术后注意事项

A. 术后 1 周内禁止同房，避免感染。

B. 术后禁食辛辣刺激性食物，禁止熬夜。

C. 术后注意保持阴道洁净度，不可随意冲洗药物。

（7）阴道激光治疗常见并发症

A. 热剥脱严重影响阴道内分泌物增加，异味加重。

B. 部分人群术后会出现轻微瘙痒与灼热感加重。

C. 恢复后初期少有性生活疼痛、干涩等。

第五章
女性生殖器形态修正

▶▶ 第五章　女性生殖器形态修正

第五章 女性生殖器形态修正

一、阴阜脂肪修正术

应用解剖:

通常皮下脂肪分为浅、深两层。浅层脂肪来源于皮下外胚层,贴于皮肤下缘,由丰富的结缔组织纤维隔包裹在内。皮下浅层脂肪由直径 0.5~1.0cm 的纤维组织间隔将脂肪覆于皮下浅筋膜的表面。由于这些弹性纤维的伸缩可以满足脂肪的生长,也可以缩小体积适应脂肪的空间萎缩。皮下脂肪在全身皮下,根据组织部位的不同皮下脂肪的厚薄也不一。通过局部的脂肪添加和删减可以改变局部脂肪的厚度和轮廓。皮下脂肪层内含有丰富的血管与神经以及淋巴管。

浅筋膜界限并不明显,与深筋膜之间的夹层构成了深层脂肪层,部分没有深层脂肪层的局部组织与肌筋膜或真假性韧带相互融合。深层脂肪的厚度从几毫米到几厘米不等,这些深层脂肪通常只存在于一些特定的部位,如腰腹、臀部、胸部、大腿内侧、阴阜等。深层脂肪间隔内的筋膜结缔组织相对比较疏松,并含有少量血管。正常人体脂肪细胞的数量是有一定量的标准,但是人体过于肥胖不仅导致脂肪细胞过度增生,还能增大脂肪细胞体积和容量,从而增加人体体重和体积。肥胖者的深层脂肪通

常是浅层脂肪的 5~10 倍。而女性阴阜部位的脂肪以维纳斯丘为代表,形成弧形丘状。浅层脂肪与皮下毛囊深覆于耻骨联合浅层韧带,脂肪中心厚而四周薄(图 5-1)。

1. 阴阜局部抽脂术

(1)组织异常肥厚

阴阜组织部位的异常表现通常有:耻骨联合凸起、阴阜部脂肪肥厚、阴阜部脂肪萎缩过于干瘪等,不同组织结构有不同视觉感官。不同阴阜美观设计应采用不同治疗方式,我们了解一下有关阴阜脂肪过于肥厚影响视觉美观的几种现象。阴阜脂肪过于突出和阴阜(维纳斯丘)无丘感太过于平整,都影响美观,这两种现象我们都可以通过局部脂肪的抽吸塑造,实现维纳斯丘的唯美形态。

(2)手术适应证

A. 比较肥胖且阴阜脂肪组织过于肥厚、维纳斯丘不明显的人群。

B. 需要调整阴阜(维纳斯丘)形态类群体。

C. 追求完美曲线与生殖器外形美观的群体。

(3)手术禁忌证

A. 糖尿病、严重心肾疾病以及局部感染类群体。

B. 生理期、妊娠期、治疗期类群体。

C. 感染 HIV、HPV、HSV 类群体。

D. 局部组织腺体囊肿以及局部感染类群体。

E. 外阴皮肤癌病变类群体等。

(4)治疗案例

1)手术指征:

A. 阴阜脂肪萎缩,维纳斯丘过于平整,无法体现丘感。

B. 阴阜脂肪过于肥厚、局部突出严重、影响美观者。

C. 追求完美,比基尼轮廓需求者。

2)术前准备:

A. 术前 1 天用高锰酸钾 1∶5000 溶液清洗

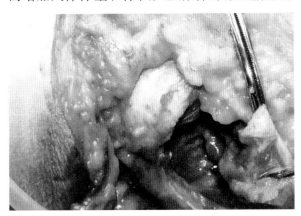

图 5-1 阴阜脂肪示意图

会阴部。

B.阴阜部、会阴部备皮设计并消毒铺巾。

C.检测抽脂仪，手工抽取则准备抽脂针头和针筒（图5-2）。

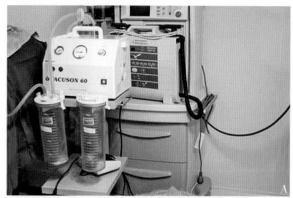

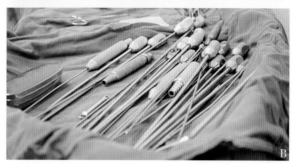

A.抽吸脂肪设备　B.手工抽吸工具

图5-2　抽脂仪和手工抽吸工具

3）麻醉：局部肿胀麻醉（利多卡因肿胀溶液配比0.06%~0.041%）。

4）体位：截石位，两侧大腿分开。

5）手术方法：

A.阴阜肥厚过于凸起，可采用阴阜抽脂等高线设计（图5-3）。

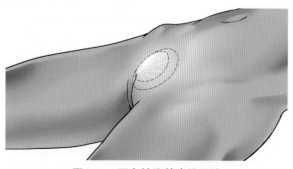

图5-3　阴阜抽脂等高线设计

B.阴阜肥厚过于平整：注入与阴阜部抽脂量相同量的肿胀液（100~200mL），根据操作部位设计相对应的量。选择阴毛浓密处下缘为破皮入口，方便阴阜与大阴唇两侧的抽吸位置即可。通常阴阜局部我们会采用手工抽吸100~200 mL容

量即可，避免深浅层次不均或浅层过度抽吸造成局部不平整的现象。阴阜位抽吸通常只需少量吸取均可实现满意的治疗疗效。

6）手术步骤：

A.阴阜抽吸局部肿胀液注射。

B.根据等高线设置选取最佳角度破皮点并做切口。

C.根据放射状进行覆盖区域范围内的等高抽吸。

D.术后评估实际抽吸效果。

7）术后处理：

A.局部创面清理后冰敷加压包扎。

B.使用会阴护垫以及穿紧身内裤，平躺休息30分钟。

C.术后3天可使用氦氖激光、坐浴等改善血液循环消除肿胀。

D.可以配合抗生素以及镇痛剂进行3天治疗。

8）临床经验：

A.抽吸层次必须均匀，尽量避免局部抽吸过度。

B.抽吸过程避免层次过浅，避免穿透皮肤。

C.不建议采用仪器设备进行抽吸，建议采用手工抽吸避免抽量过度。

D.疼痛特殊敏感类群体可以采用静脉麻醉予以配合，在能耐受情况下选择局部肿胀麻醉。

E.想要获得完美的抽吸必须有交叉和弧度保留设计。

（5）术后注意事项

A.术后必须冰敷30分钟后用加压棉进行加压包扎。

B.术后前1周配合弹力塑型紧身裤。

C.两周内禁止性行为以及局部大力摩擦。

D.创面切口3天内禁止沾水以及污染。

E.1周内禁止辛辣刺激性食物，避免高热运动。

F.术后3天内注意观察是否有其他不适。

（6）常见术后并发症

A.局部异常肿胀（皮下血肿的形成）。

B.术后持续性触觉疼痛。

C.术后感染等。

女性生殖器整形美容

2.阴阜脂肪填充术

自体脂肪整形术是通过抽取自体多余厚重脂肪，来塑造局部完美轮廓的技术方案。早在1893年Neuber通过自体脂肪进行面部的凹陷矫正获得成功。而后1993年Dr.Hernandez-Ferezep自体脂肪移植在男性进行阴茎增粗。1996年逐步应用自体脂肪于女性生殖器的填充移植。2004年之后韩国在脂肪移植中广泛应用。2015年以后，临床上脂肪存活率大大提高，自此自体脂肪的填充应用范围更加广泛。医美市场的抽脂设备和技术也日新月异。在女性生殖器整形美容中，脂肪填充适用于阴道壁填充、阴阜填充、大阴唇填充、阴蒂周围填充、会阴瘢痕修复、G点丰盈术等。

女性生殖器在自体脂肪填充应用方面，具有操作简单、方便、效果好、无排异、无过敏等优势，而且自体脂肪的抽取与填充只需简单的一次性工具，成本低，适用范围广。通过手工抽吸以及局部的填充，使存活率更高。由于阴阜、大阴唇、阴道内的填充相对应用脂肪整体量较少，所以脂肪的抽取通常选择大腿外侧脂肪（图5-4）。

（1）阴阜部脂肪萎缩

影响阴阜部的维纳斯丘的形态的常见有几种形式：①阴阜部脂肪萎缩导致维纳斯丘过于平整无丘感。②耻骨联合形态平整无维纳斯丘感。③脂肪过于肥厚不均匀造成阴阜部维纳斯丘过于平整等。以上这些现象都有可能造成维

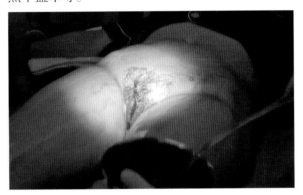

A.抽脂区域消毒

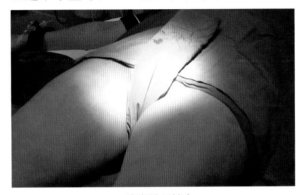

B.消毒并且铺巾

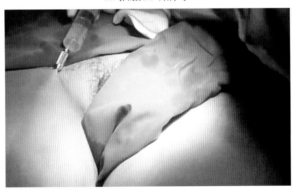

C.局部肿胀麻醉

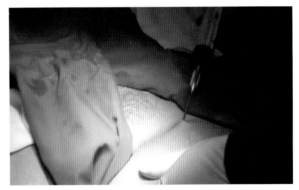

D.局部肿胀麻醉

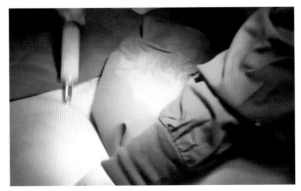

E.局部手工抽取

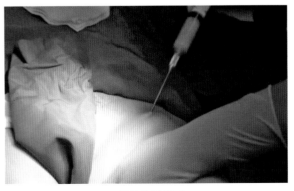

F.局部脂肪抽取

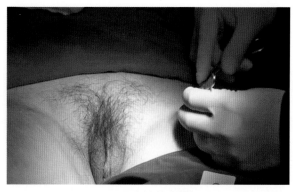
G.缝合抽取创面

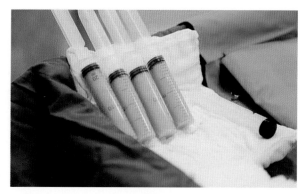
H.脂肪制备备用

图 5-4　局部抽脂操作过程

纳斯丘感不强,所以本章内容主要针对阴阜部脂肪过于萎缩或干瘪所造成的维纳斯丘过于平整的局部自体脂肪填充。

（2）手术适应证

A.阴阜部脂肪过少,维纳斯丘不明显的人群。

B.需要调整阴阜（维纳斯丘）形态类群体。

C.追求完美曲线与生殖器外形美观的群体。

（3）手术禁忌证

A.糖尿病、严重心肾疾病以及局部感染类群体。

B.生理期、妊娠期、治疗期类群体。

C.感染 HIV、HPV、HSV 类群体。

D.需要阴阜美感度或修饰阴阜脂肪的群体。

E.局部组织腺体囊肿以及局部感染类群体。

F.外阴皮肤癌病变类群体等。

（4）治疗案例

1）手术指征:

A.阴阜（维纳斯丘）脂肪过于萎缩无丘感。

B.阴阜部过于平整或弧度不够者。

C.阴阜局部凹陷以及美观度较差者。

2）术前准备:

A.术前 1 天用高锰酸钾 1∶5000 溶液清洗阴阜与会阴部。

B.自体移植脂肪的抽取与制备分装。

C.阴阜部、会阴部备皮设计并消毒铺巾。

3）麻醉:植入区局部可采取放射状浸润麻醉（0.5% 利多卡因 2~5mL）,在麻醉的同时可以适度分离。

4）体位:取截石位,两侧大腿分开。

5）手术方法:选取较粗的 18G/120mm/R 型钝头针,均匀平铺深、中、浅 3 层注射。表浅皮下扇形设计位注射点回抽无血后,退针给脂肪,通常浅层注射量为 20mL 左右,中深部 50~80mL。阴阜部最大注射量不能超过 120mL。避免因注射过量影响存活量,建议采取少量多次的方针,第二次的存活率会大于第一次。左手平抚针感以及层次,右手均匀回抽后退针给药（图 5-5）。

6）手术步骤:

A.局部设计部位局部麻醉。

B.入针位设计点破皮。

C.局部深层、中层、浅层由深至浅逐步分层填充。

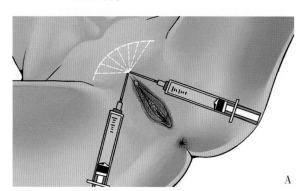

A　　　　　　　　B

图 5-5　阴阜自体脂肪填充示意图（A.填充　B.填充后）

D. 填充完毕后进行轻微局部塑型。

7）术后处理：

A. 局部创面红霉素软膏（如采用切口处缝合）。

B. 局部加压包扎，并给予形态外的加压棉。

8）临床经验：

A. 脂肪供区选择建议从腹部、大腿、髂腰、肩背、上肢抽取。

B. 移植供区注射肿胀麻醉液，建议使用0.06%~0.04%利多卡因溶液。

C. 先将针体推到设计位尽头，回抽无血后才退针注射脂肪，切勿强压，禁止暴力操作。

D. 针头遇到阻力较大的组织尽量绕开或深浅回避。

E. 左右一定要均匀力度的抚触针头，避免深浅层次不一。

F. 如果维纳斯丘周边的脂肪较厚，可以适度给予抽离增强效果。

G. 术后先加压观察30分钟。

9）脂肪吸收率：动物实验显示，90% 的脂肪细胞不会存活，临床数据显示 40%~60% 的脂肪不会存活。脂肪体积丧失时间最长在移植术后 4~6 个月内发生组织学变化。数周内：出现巨噬细胞、淋巴细胞和成纤维细胞浸润，脂肪囊形成和组织坏死。注射器和低负压抽吸的并无明显差异。数月内，脂肪细胞减少，纤维成分增多，即使只有很少的脂肪细胞，也可以依靠纤维成分实现体积填充。也有作者报道，面部脂肪移植术后 3 年，脂肪细胞实现很好的存活和再血管化。

（5）术后注意事项

A. 4 周内禁止性行为以及局部大力摩擦。

B. 创面切口 7 天内禁止沾水以及污染。

C. 2 周内禁止辛辣刺激性食物，避免高热运动。

D. 术后 3 天内注意观察是否有其他不适（疼痛加剧）。

E. 术后配合 3 天预防性抗感染治疗。

（6）常见术后并发症

A. 局部异常肿胀（皮下血肿的形成）。

B. 术后持续性触觉疼痛。

C. 术后填充部位出现存活率低、效果差，或不对称的现象。

D. 暴力操作引发的阴蒂头损伤。

E. 术后感染等。

3. 大阴唇脂肪填充术

大阴唇填充多用于中年女性脂肪萎缩，或减肥引发大阴唇皱褶太多，皮肤过度松软影响视觉美观者，建议采取大阴唇脂肪填充进行治疗，增加局部美感以及减少局部性冲击力量，增加舒适度。通常大阴唇填充有几种方式均可采用，自体脂肪、童颜针、PRP 类材质等均可适用。采用自体脂肪进行填充的群体通常也有一定局限性，即局部有脂肪可抽取，但是针对身体很瘦的女性通常需要其他技术方案进行辅助。如童颜针或 PRP、生长因子类等（图 5-6）。

（1）大阴唇脂肪萎缩

常见大阴唇脂肪萎缩会出现几种类型的现象：①大阴唇左右脂肪不均匀，出现不对称现象。②大阴唇整体过于干瘪，没有饱满和充实感。③大阴唇由于生活方式造成上下不对称或弧度不够漂亮。④大阴唇色泽加深过于深暗影响视觉美观（图 5-7）。

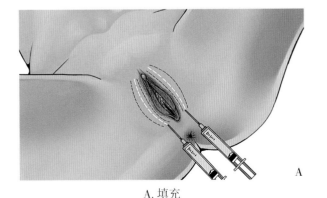

A. 填充

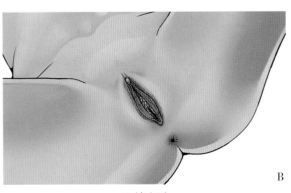

B. 填充后

图 5-6　大阴唇脂肪填充示意图

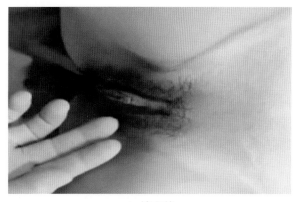
A. 填充前

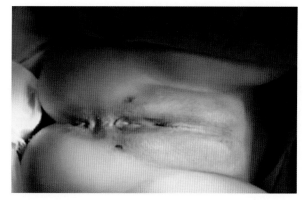
B. 填充后

图 5-7　大阴唇脂肪填充

（2）手术适应证

A. 大阴唇脂肪过少、皮肤过于松弛的人群。

B. 需要调整大阴唇饱满度的群体。

C. 减少大阴唇色素沉着、美白润色的人群。

D. 减少小阴唇的皮肤松弛度以及长度的群体。

E. 增加大阴唇饱满度、减少阴道口外露等人群。

F. 追求完美曲线与生殖器外形美观的群体。

（3）手术禁忌证

A. 糖尿病、严重心肾疾病以及局部感染类群体。

B. 生理期、妊娠期、治疗期类群体。

C. 感染 HIV、HPV、HSV 类群体。

D. 局部组织腺体囊肿以及局部感染类群体。

E. 外阴皮肤癌病变类群体等。

（4）治疗案例

1）手术指征：

A. 大阴唇整体形态不够丰盈。

B. 左右大阴唇曲线不对称。

2）术前准备：

A. 术前 1 天用高锰酸钾 1∶5000 溶液清洗阴阜与外阴部。

B. 外阴部备皮设计并消毒铺巾。

C. 操作前自体移植脂肪的抽取与制备分装。

3）麻醉：局部浸润麻醉（1% 利多卡因 5~10mL）。

4）体位：截石位，两侧大腿分开，抬高臀部便于操作。

5）手术方法：

A. 童颜针（PRP）注射填充法：选取较粗的 19G/100mm/R 型钝头针，小切口破皮后，均匀平铺浅层注射。表浅皮下扇形设计位注射点回抽无血后，退针给童颜针（PRP）或生长填充类材料。通常浅层注射量 20mL 左右，大阴唇最大注射量不能超过 50mL。避免因注射过量而影响美观，建议采取少量多次进行叠加的方法。左手平抚针感以及层次，右手均匀回抽后退针给药。通常 3 个月左右进行一次调整或补充（图 5-8）。

B. 自体脂肪注射填充法：选取较粗的 18G/100mm/R 型钝头针，小切口破皮后，均匀平铺浅层注射。表浅皮下扇形设计位注射点回抽无血后，退针给脂肪，通常浅层注射量为 10mL 左右。大阴唇两侧最大注射量不能超过 50mL。避免因注射过量影响存活，建议采取少量多次的方法，第二次的存活率会大于第一次。左手平抚针感以及层次，右手均匀回抽后退针给药（图 5-9）。

6）手术步骤：局部设计切口，局部麻醉，入针位设计点破皮，局部大阴唇浅层填充，填充完毕后进行轻微局部塑型包扎固定。

7）术后处理：局部创面涂抹红霉素软膏（如采用切口则需缝合），局部加压包扎，并给予形态外的加压棉并固定。

8）临床经验：

A. 局部填充时，如果发现局部毛囊炎则建议避开，避免感染的形成。

B. 建议从上向下均匀平铺进行移植填充。

C. 建议以轻柔的方式行针，避免暴力穿刺

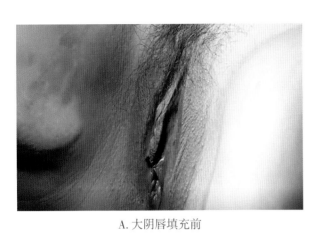

A. 大阴唇填充前

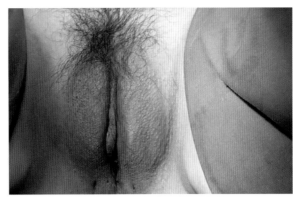

B. 大阴唇填充后

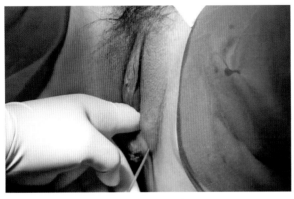

C. 左侧皮下分离

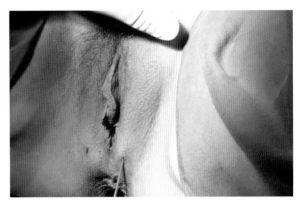

D. 左侧脂肪填充

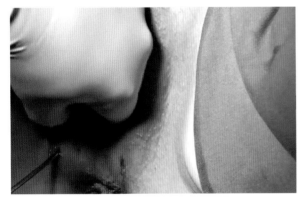

E. 右侧分离填充

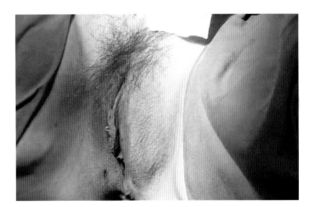

F. 左侧填充完毕

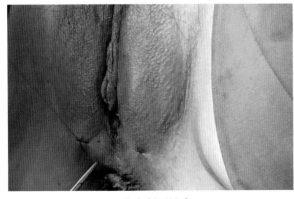

G. 左右创面缝合

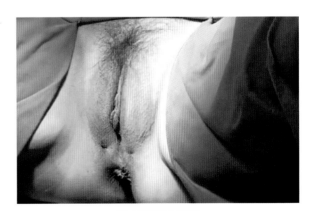

H. 创面缝合完毕

图 5-8　大阴唇童颜针注射填充

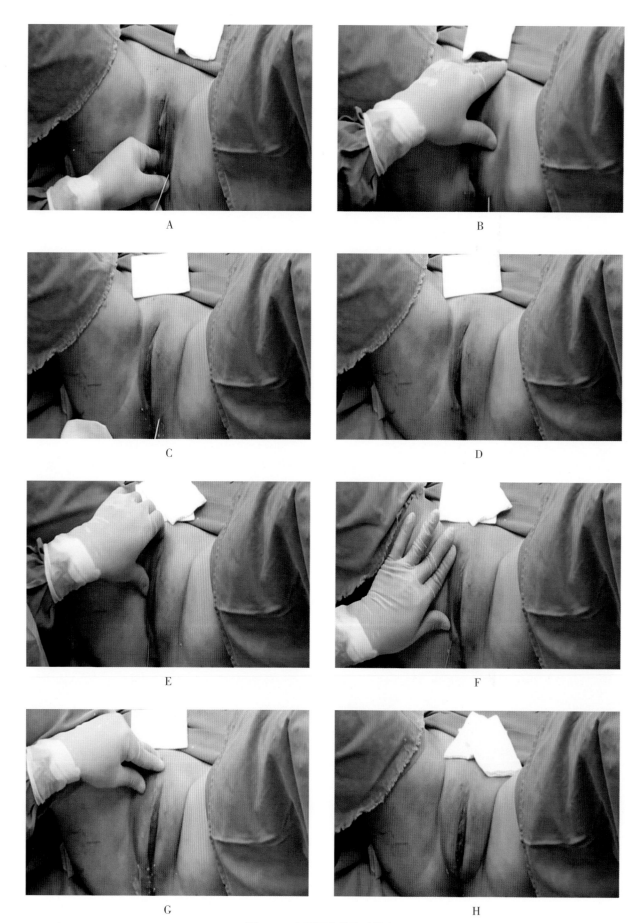

A

B

C

D

E

F

G

H

图 5-9 大阴唇自体脂肪填充

大阴唇皮肤。

D.填充部位左右两侧一定要力度均匀地抚触针头，边操作边评估左右对称度。

E.外阴如有炎症或过敏感染类患者必须先治疗后再做填充，不宜同时进行。

F.在分离或进行填充时，局部出血严重者，必须停止治疗，并进行加压止血，避免血肿后的感染形成，防止血管脂肪栓塞的发生。

G.通常在大阴唇脂肪填充后，可以在会阴横膈处（阴道底部）进行收紧缝合。在自体脂肪填充应用后获得更加完美的效果。但是这种术式维持的时间相对较短暂，只适合中、轻度松弛类患者的辅助治疗（图5-10）。

（5）术后注意事项

A.4周内禁止性行为以及局部大力摩擦。

B.创面切口7天内禁止沾水以及污染。

C.2周内禁止辛辣刺激性食物，避免高热运动。

D.术后3天内注意观察是否有其他不适。

E.术后注意外阴局部干燥和洁净度。

F.术后配合3天预防性抗感染治疗。

（6）常见术后并发症

A.局部异常肿胀（皮下血肿的形成）。

B.术后持续性触觉疼痛。

C.术后填充出现存活率低、效果差，或不对称的现象。

D.暴力操作引发的大阴唇破皮损伤。

E.术后感染等。

二、阴蒂包皮美学修正

应用解剖：

阴蒂是女性的勃起组织，女性的敏感地带，是通过阴蒂刺激让女性达到高潮的重要组织部位。在解剖中组织的变异较大，与男性的阴茎相对应。正常阴蒂头平均长度为0.5~1.5cm，勃起时达到2~3.5cm。阴蒂头直径未勃起状态为0.3~1cm，勃起状态为1~1.5cm。位于阴唇前连合后可勃起的复合组织，围绕尿道并嵌入到尿道前壁，由阴蒂根部与体部构成，两个脚部使阴蒂体向下深处分开，位于耻骨弓下5~9cm处。两个海绵体部矢状面像是弯曲的香蕉，弯曲部

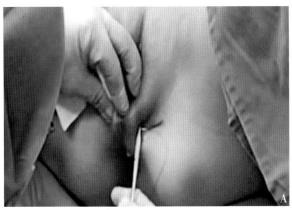
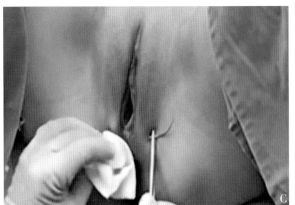
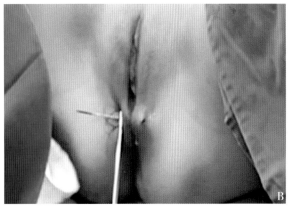
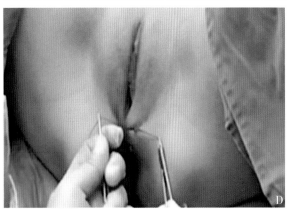

图5-10 会阴缝合阴道收紧术

是由悬韧带的深部纤维所牵拉，并被厚实的白色筋膜包裹，体部之间由膈膜分隔。

阴蒂头包皮分为系带与包皮组织。阴蒂神经分布主要有：阴蒂背神经、会阴血管神经束、海绵体血管神经束等。阴蒂体积虽小但受刺激后可勃起，受温度、抚摸、冲击、压力、摩擦刺激后勃起。阴蒂体积同比男性体积要小很多，但是其上丰富的神经末梢极其敏感。所以强刺激下反而会带来不适与疼痛。

（1）阴蒂包皮过长

阴蒂头包皮过长比较多见，在 60% 左右的成年女性均伴有一定程度的包皮过长。通常表现为阴蒂头包皮完全包裹阴蒂头且伴有部分赘皮，部分中老年女性阴蒂头赘皮呈现皱褶状，颜色变深。非勃起状态下提拉高度超过 10mm 者视为阴蒂头包皮过长。所以适当给予修正有利于增加阴蒂头充血后的敏感度，减少因清洁不到位形成的炎性反应。

（2）手术适应证

A. 阴蒂包皮过长，局部皮肤过于松弛的人群。

B. 需要调整阴蒂包皮美观度、改善阴蒂包皮形态的群体。

C. 追求完美曲线与生殖器外形美观的群体。

（3）手术禁忌证

A. 糖尿病、严重心肾疾病以及局部感染类群体。

B. 生理期、妊娠期、治疗期类群体。

C. 感染 HIV、HPV、HSV 类群体。

D. 局部组织腺体囊肿以及局部感染类群体。

E. 外阴皮肤癌病变类群体等。

（4）治疗案例

1）手术指征：

A. 阴蒂头包皮过长、皱褶较多影响美观者。

B. 阴蒂头包皮过于肥厚且阴蒂头无法充分暴露者。

2）术前准备：

A. 术前 1 天用高锰酸钾 1∶5000 溶液清洗阴阜与会阴部。

B. 在适应操作的体位下，外阴部备皮设计并消毒铺巾。

3）麻醉：局部浸润麻醉（0.5% 利多卡因 2~5mL，1∶200 000 单位肾上腺素）。

4）体位：取截石位，两侧大腿分开。

5）手术方法：根据赘皮严重程度采用 A 型设计，并祛除多余皮肤组织后，进行皮下适当分离，再做减张缝合。常见阴蒂包皮祛除设计参见图 5-11 的设计方案。

6）手术步骤：

A. 局部设计部位局部轻度肿胀麻醉（0.5% 利多卡因 2~5mL，1∶200 000 单位肾上腺素）。

B. A 型切口切开上皮组织。

C. 局部阴蒂头包皮组织分离后祛除。

D. 分离阴蒂头包皮周边皮下组织。

E. 缝合创面并局部涂抹抗感染药膏。

7）术后处理：

A. 局部创面适当涂抹抗感染药膏。

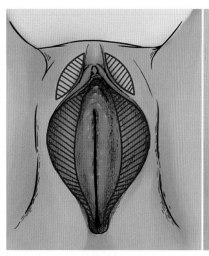 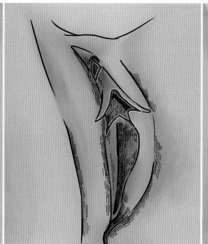 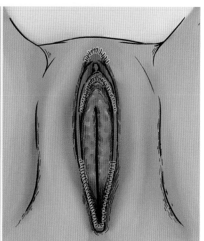

A. 阴蒂包皮切口设计　　　　B. 阴蒂包皮组织祛除　　　　C. 阴蒂包皮修正术缝合

图 5-11　阴蒂包皮修正术

女性生殖器整形美容

B. 局部无菌纱布加压包扎后穿稍紧致的内裤垫上护垫。

C. 术后可以适当配合使用3~5天的消炎药，防范感染的形成。

8）临床经验：

A. 术前必须要先提拉阴蒂包皮长度以及形成面积的长度、宽度，并以单齿镊夹住需要修剪的长度、宽度判断阴蒂包皮张力是否合适，修剪是否得当，并以此为设计参照。

B. 局部麻醉尽量增加肿胀度，方便分离以及切口层次更加精准。

C. 祛除上皮组织不宜太多，且皮下适当分离减少张力，避免瘢痕产生。

D. 建议采用不可吸收尼龙线6-0号进行创面缝合1周后拆线，避免使用可吸收缝线形成局部增生，引发不适，缝合不宜太紧，避免锯齿形愈合。

E. 必须避开生理周期，避免因局部创面污染形成感染或引发其他的并发症。

（5）术后注意事项

A. 4周内禁止性行为以及局部大力摩擦，避免创面裂开。

B. 创面切口7天内禁止沾水以及污染，可适当采用稀释后的新洁尔灭清洁创面。

C. 2周内禁止辛辣刺激性食物，避免高热运动。

D. 术后3天内注意观察，适当配合抗生素局部涂抹。

E. 术后注意外阴局部干燥和洁净度。

（6）常见术后并发症：

A. 局部异常肿胀（皮下血肿的形成）。

B. 术后持续性触觉疼痛，性感受欠佳。

C. 阴蒂包皮修正过度或修剪不足引发损容性愈合。

D. 暴力操作引发的阴蒂头损伤。

E. 术后感染等。

三、大阴唇美学修正

大阴唇的修正主要是采取直接矫正大阴唇松弛、下垂、皱褶部分皮肤组织的方式。对于大阴唇只是脂肪萎缩的患者，建议选择脂肪注射填充术，填充自体脂肪细胞，增加丰盈度与美观。只有对特别松弛下垂、皱褶拉伸较大的患者才建议手术切除的方式。通过这种方式改善大阴唇的阴毛密度、下垂皱褶、松弛赘皮等实现美观，称之为大阴唇美学修正。而临床上存在采用其他注射填充材质进行治疗，如胶原蛋白、玻尿酸、童颜针、PRP、硅胶假体等方式，进行局部填充，这些在临床实际的安全性以及疗效性还有待于进一步论证。

应用解剖：

大阴唇为大腿内侧一对纵行凸起的外阴皮肤皱襞，覆盖小阴唇上部的2/3。从阴阜到距肛门的距离为2.5cm左右，分别位于阴裂的两侧，大小为7cm×3cm，为泌尿生殖裂两侧突出的外侧边缘。颜色通常为浅棕色、深棕色等不同颜色，通常与乳晕的颜色相近似，大阴唇通常在青春期发育为女性的第二特征。内侧颜色通常光滑、相对娇嫩，有较大的皮脂腺囊。外侧通常会有色素沉着，有蜷缩的毛发。其间存在丰富的脂肪以及筋膜组织，交织有类似的阴囊模样的平滑肌、血管、神经和腺体。大阴唇血运丰富，主要来源于外阴部丰富的血管。子宫圆韧带通过阴股沟管止于大阴唇下，阴唇的前部是脂肪和皮肤组织。

1. 大阴唇赘皮修正

（1）大阴唇赘皮过多

随着年龄的增加以及脂肪的萎缩，大阴唇两侧的赘皮也随之出现松弛、下垂、皱褶、不对称等现象，这种现象多数出现于40岁以上的群体，伴随着内分泌功能、生殖功能、性生活频率的降低。很多女性大阴唇的颜色过于深暗，且组织毛发逐步由黑变白、皮肤松软严重等，这种现象通常采用手术进行局部修正较多，既可以修正局部组织的毛发，还能修正赘皮的形态，让局部组织更加紧致美观。

（2）手术适应证

A. 大阴唇皮肤老化性松弛、下垂、萎缩的人群。

B. 需要调整外阴形态美观度、改善大阴唇形态的群体。

C. 需要调整改善阴股沟以及大阴唇色泽、毛发密度的人群。

D. 需要修正多余大阴唇赘皮组织的人群。

E. 追求完美曲线与生殖器外形美观的群体。

（3）手术禁忌证

A. 糖尿病、严重心肾疾病以及局部感染类群体。

B. 生理期、妊娠期、治疗期类群体。

C. 感染 HIV、HPV、HSV 类群体。

D. 局部组织腺体囊肿以及局部感染类群体。

E. 外阴皮肤癌病变类群体等。

（4）治疗案例

1）手术指征：

A. 大阴唇毛发过于浓密者。

B. 局部大阴唇不对称或局部赘皮过多影响美观。

C. 大阴唇皱褶过多，过于松软下垂。

D. 大阴唇颜色过深影响美观。

2）术前准备：

A. 术前 1 天用高锰酸钾 1∶5000 溶液清洗阴阜与外阴部。

B. 在适应操作的体位下，外阴部备皮设计并消毒铺巾。

3）麻醉：局部浸润麻醉（1% 利多卡因 5~10mL，1∶200 000 单位肾上腺素）。

4）体位：取截石位，两侧大腿分开，尽量保持外扩，方便大阴唇部位充分暴露。

5）手术方法：组织祛除法设计方案参见图 5-12。

6）手术步骤：

A. 局部肿胀覆盖分离范围，便于切口层次掌握。

B. 梭形设计方案祛除松弛赘皮（或）毛发浓密的上皮组织。

C. 切口处皮肤皮下松解减张。

D. 缝合切口。

7）术后处理：

A. 缝合创面适当涂抹抗感染药膏。

B. 局部无菌纱布加压包扎后，穿稍紧致的内裤垫上护垫。

C. 术后可以适当使用 3~5 天消炎药配合，

防范感染的形成。

8）临床经验：

A. 术前设计方案直接决定了手术意图以及美观，建议沿大阴唇内侧光毛线切口，保持大阴唇整体美观度，同时便于隐藏切口。

B. 术中充分分离并减张，避免修正局部形成瘢痕影响美观。

C. 术中肿胀必须充分方便切口。

D. 生理周期必须规避开，避免护理不当造成感染。

E. 排卵期或外阴分泌物过多者必要时术后可以加塞棉条，避免分泌物影响大阴唇切口。

F. 可以合理设计 Z 字形切口避免张合运动形成拉伸错位。

G. 建议采用尼龙线做外缝合，不建议采用可吸收材料。

H. 建议充分做好出血点凝血，术后必须搭配冰敷以及加压包扎。

（5）术后注意事项

A. 术后 2 周内尽量避免行走或两腿之间的张合运动。

B. 4 周内禁止性行为以及局部大力摩擦，避免创面裂开。

C. 创面切口 7 天内禁止沾水以及污染，可适当采用低浓度稀释后的新洁尔灭清洁创面，必要时可以搭配坐浴 5 分钟 / 次，每天 2 次。

D. 2 周内禁止辛辣刺激性食物，避免高热运动。

E. 术后 3 天内注意观察适当配合抗生素局部涂抹，配合消炎治疗搭配 3 天。

F. 术后注意外阴局部干燥和洁净度。

（6）常见术后并发症

A. 局部异常肿胀（皮下血肿的形成）。

B. 术后持续性触觉疼痛，性感受欠佳。

C. 修正过度或修剪不足引发损容性愈合。

D. 暴力操作引发的前庭球以及前庭大腺的损伤。

E. 术后感染等。

2. 大阴唇皮肤紧致

（1）大阴唇轻、中度松弛

大阴唇轻、中度松弛类群体，通常表现为

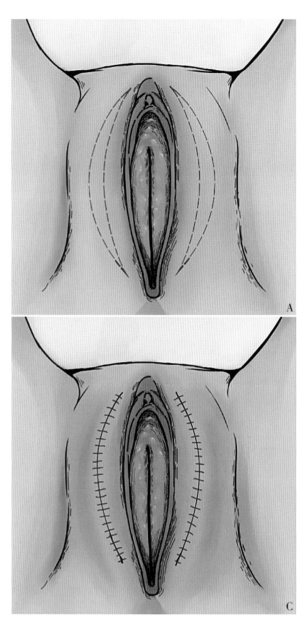
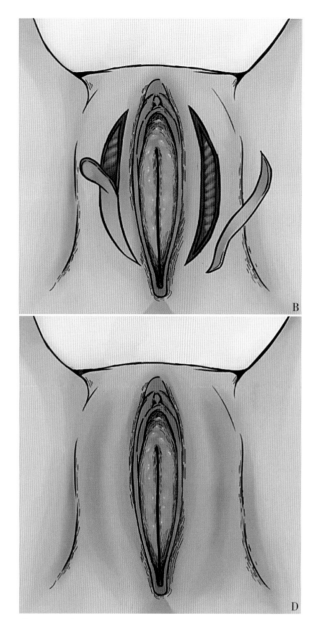

图 5-12 大阴唇赘皮修正术

皮肤松软、可以拉伸，但无太多皱褶以及下垂迹象，这种类型的大阴唇肤质可以通过外在的介入实现大阴唇皮肤紧致。通常采用小切口以钝头针进行皮下浅层分离后，表浅层给予 PRP 与一定剂量的 BFGF 进行配合治疗，实现皮下胶原增值而恢复紧致的一种治疗方案。这种操作是以手术为基础、微创局部治疗为辅助的一种治疗手段。也有在采用 PCL38mm/6-0 号平滑线或螺旋线进行局部填充后，以隧道的方式局部给予 PRP 以及 BFGF 的配合，效果也非常显著。通常这种治疗基本可以实现一次性治疗，收紧丰盈局部组织，还能通过 PCL 表浅埋置增亮肤色。

（2）手术适应证

A. 大阴唇皮肤轻度和中度松弛、下垂、皱褶、萎缩的人群。

B. 需要调整外阴形态美观度、改善大阴唇形态的群体。

C. 需要调整改善阴股沟以及大阴唇色泽的人群。

D. 追求完美曲线与生殖器外形美观的群体。

（3）手术禁忌证

A. 糖尿病、严重心肾疾病以及局部感染类群体。

B. 生理期、妊娠期、治疗期类群体。

C. 感染 HIV、HPV、HSV 类群体。

D. 局部组织腺体囊肿以及局部感染类群体。

E. 外阴皮肤癌病变类群体等。

（4）治疗案例

1）手术指征：

A. 大阴唇皮肤出现轻、中度松弛者。

B. 局部大阴唇不对称或局部组织影响美观者。

C. 大阴唇颜色过于深暗影响美观。

2）术前准备：

A. 术前1天用高锰酸钾1∶5000溶液清洗阴阜与会阴部。

B. 在适应操作的体位下，外阴部备皮设计并消毒铺巾。

3）麻醉：局部浸润麻醉（1%利多卡因5~10mL，1∶200 000单位肾上腺素）。

4）体位：截石位，两侧大腿分开，尽量保持外扩，方便大阴唇部位充分暴露。

5）手术方法：上皮组织分离后，表浅层与皮下进行双层次的PRP治疗。

6）手术步骤：

A. 分离皮肤切口。

B. 局部肿胀覆盖分离范围。

C. 大阴唇切口处皮下钝性半分离。

D. 表浅层皮下锐针给药（或表浅置入后隧道给药）（图5-13）。

7）术后处理：

A. 缝合创面适当涂抹抗感染药膏。

B. 局部无菌纱布加压包扎后，穿稍紧致的内裤垫上护垫。

8）临床经验：

A. 离心出PRP后配对BFGF，避免与利多卡因同时配对影响心率，可分开进行操作，浸润麻醉后再注射。

B. 术中破皮可以使用锐针，分离时只需用钝头针半分离即可。

C. 采用可吸收缝线做切口处缝合（图5-14）。

D. 必须避开生理周期，避免护理不当造成

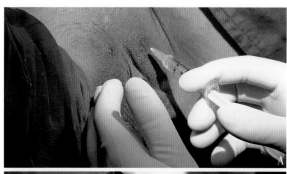
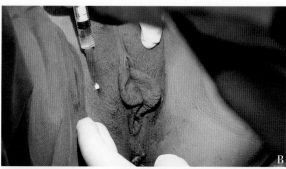
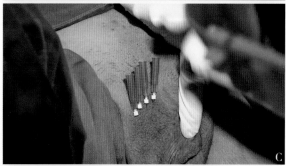
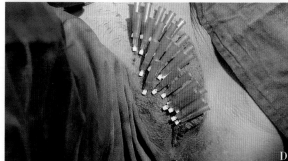
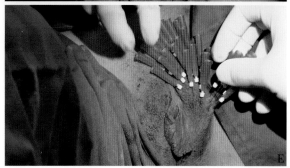
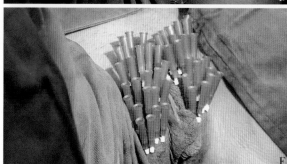

图5-13　大阴唇埋线紧致术

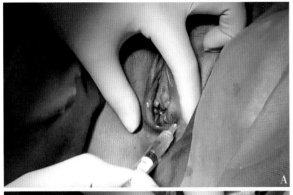
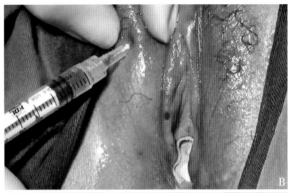
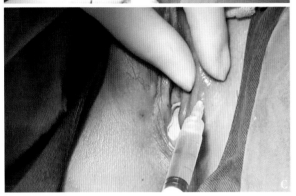
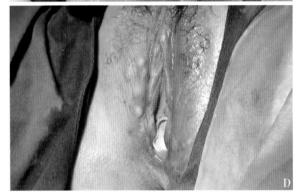

图 5-14　外阴皮肤 PRP 治疗过程

感染。

（5）术后注意事项

A. 2 周内禁止性行为以及局部大力摩擦。

B. 创面切口 7 天内禁止沾水以及污染，可适当采用 0.1%~0.2% 浓度新洁尔灭清洁创面。

C. 2 周内禁止辛辣刺激性食物，避免高热运动。

D. 术后 3 天内注意观察适当配合抗生素治疗。

E. 术后注意外阴局部干燥和洁净度。

F. 术后注意观察局部胶原增长的效果，如效果不明显可于第 2~3 个月间进行再次治疗。

（6）常见术后并发症

A. 局部异常肿胀（皮下血肿的形成）。

B. 术后持续性触觉疼痛 3~5 天，初次性感受欠佳。

C. 暴力操作引发的前庭球以及前庭大腺的损伤。

D. 术后感染等。

四、小阴唇美学修正

小阴唇的形态各异，可以根据患者的需要来选择小阴唇的形态。正常状态与异常状态小阴唇的区别，应该根据标准参照进行界定。由于小阴唇颜色随着分娩、年龄发生改变。在大阴唇上长毛发后，小阴唇外部的颜色开始色沉，通常表现为褐色，性刺激充血后增厚变为红色，性生活过多、反复分娩后的人小阴唇通常表现肥厚、过长且颜色较深。部分人群因小阴唇过于黑，形态像木耳而称之为"黑木耳"（图 5-15）。也有部分人群因为小阴唇过于松弛下垂（图 5-16）颜色过深而与男性阴囊肤色接近。

小阴唇是无脂肪、无毛发、无皮肤皱褶的两片纵形瓣膜，内有丰富的毛细血管、感觉神经末梢的海绵状组织。小阴唇受刺激时充血而肥大，性交时的抽动容易牵拉小阴唇使阴蒂受

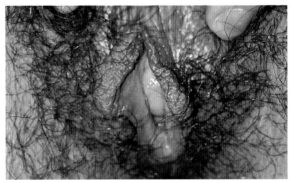

图 5-15　小阴唇过黑

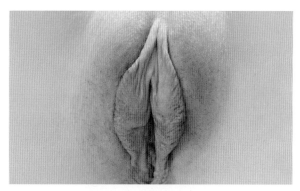

图 5-16 小阴唇过于松弛

刺激，从而实现性高潮。小阴唇内有皮脂腺和汗腺的开口。

在小阴唇治疗中，通常有3种类型的治疗方案：①小阴唇修正术：修正小阴唇不美观的多余组织，确保小阴唇的对称与美观。②小阴唇缩小术：缩小小阴唇的厚度与尺寸，实现功能性美观。③小阴唇祛除术：也有部分群体比较喜欢没有小阴唇的形态，所以采取这种切除治疗方式。

1. 小阴唇修正术

（1）小阴唇组织异常表现

通常小阴唇出现局部组织颜色过黑、松软、下垂、皱褶、左右不对称等，需要进行局部组织祛除以实现对称、美观需求的设计。小阴唇正常状态下是无皱褶，但是也有部分小阴唇外观皱褶较多影响外在美观（图5-17）。

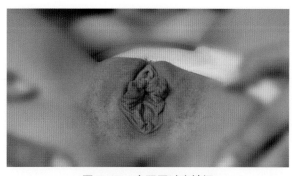

图 5-17 小阴唇过度皱褶

（2）手术适应证

A. 小阴唇皮肤轻度和中度松弛、下垂、皱褶、萎缩、赘皮的人群。

B. 需要调整外阴形态美观度、改善小阴唇形态的群体。

C. 需要调整改善小阴唇色泽、形态的人群。

D. 追求完美曲线与生殖器外形美观的群体。

（3）手术禁忌证

A. 糖尿病、严重心肾疾病以及局部感染类群体。

B. 生理期、妊娠期、治疗期类群体。

C. 感染HIV、HPV、HSV类群体。

D. 局部组织腺体囊肿以及局部感染类群体。

E. 外阴皮肤癌病变类群体等。

（4）治疗案例

1）手术指征：

A. 小阴唇组织过长且松软。

B. 小阴唇组织颜色过深。

C. 小阴唇左右不对称者。

2）术前准备：

A. 术前当日认真清洗阴阜与会阴部。

B. 最佳手术时机为月经结束后1~2周内，但若已有性经历，随时可以手术（碰上月经期使用内置式棉条卫生巾即可）。

C. 在适应操作的体位下，外阴部备皮设计并消毒铺巾。

3）麻醉：局部浸润麻醉（1%利多卡因5~10mL，1∶200 000单位肾上腺素）。

4）体位：截石位，两侧大腿分开，尽量保持外扩，方便小阴唇部位充分暴露。

5）手术方法：

小阴唇外缘切除术，主要针对小阴唇过于肥厚、颜色过深、小阴唇过长、过于松软等，建议采取切除的方式，切除后再针对上皮组织缝合。"爱丽丝"修剪技术就是应用这种方式进行修剪（图5-18）。

6）手术步骤（图5-19）：

A. 小阴唇局部浸润麻醉。

B. 设计线切口并祛除组织。

C. 缝合上皮组织。

7）术后处理：

A. 手术结束后，患者可卧床休息1~2小时，防止出现术后血肿。手术结束后的几小时内，切不可因为疼痛感并不明显而随意活动，容易引起出血发生。

B. 术后24小时内为血肿高发期，如怀疑血肿，建议积极再次手术，清除积血。

C. 术后第2天，常规返院复查，检查有无

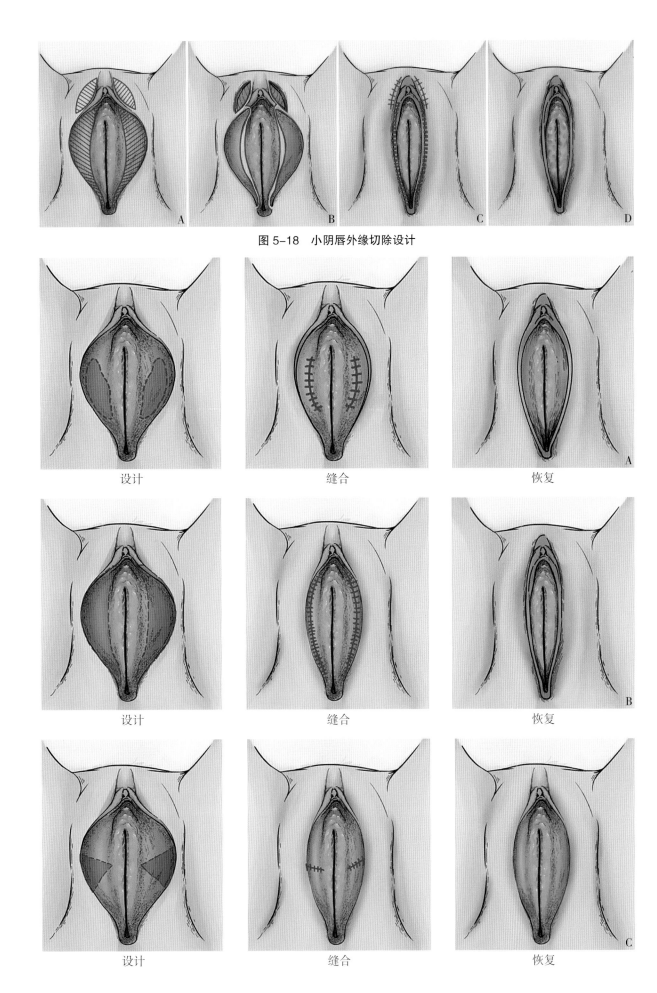

图 5-18　小阴唇外缘切除设计

设计　　　　　　　　缝合　　　　　　　　恢复

设计　　　　　　　　缝合　　　　　　　　恢复

设计　　　　　　　　缝合　　　　　　　　恢复

第五章　女性生殖器形态修正

87

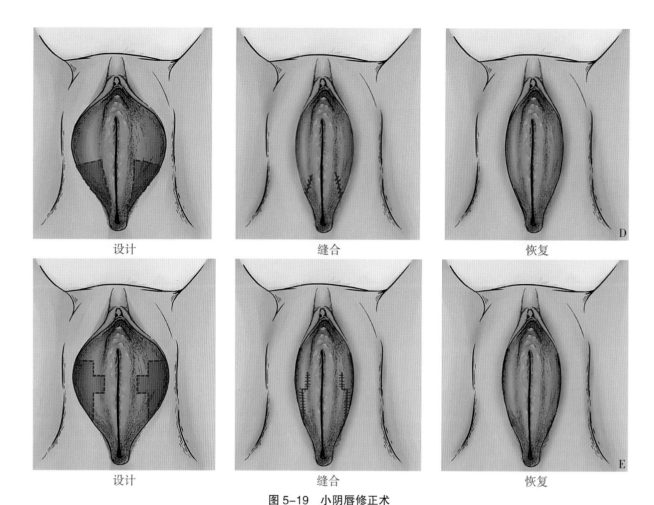

| 设计 | 缝合 | 恢复 |

| 设计 | 缝合 | 恢复 |

图 5-19　小阴唇修正术

血肿，碘伏、双氧水清洁换药。

D. 手术后口服广谱抗生素 1 周。

E. 缝合创面适当涂抹抗感染药膏。

F. 局部无菌纱布加压包扎后，穿稍紧致的内裤垫上护垫。

8）临床经验：

A. 局部浸润麻醉剂量可以少一点，避免影响整体术后评估。

B. 手术必须考虑小阴唇的血供与神经分布走向，避免因缺血形成坏死。

C. 小阴唇形态设计可以根据患者个人需要进行设计。

D. 部分特殊需求的人群，不需要小阴唇的人群，必须提前告知利弊。

E. 建议外缝合采用不可吸收尼龙线，术后 10 天再拆除。

F. 注意操作中的凝血止血，避免术后血肿的形成。

G. 术后必须进行冰敷与加压。

（5）术后注意事项

A. 4 周内禁止性行为以及局部大力摩擦，并避免骑车、跑步等长时间运动，以免发生切口裂开和长时间不能消退的水肿。

B. 术后每次大小便后，用氯己定溶液或甲硝唑氯己定溶液冲洗外阴，并用无菌纱布擦拭干净。在每次清洁的基础上，也可以每天 1~2 次，用碘伏消毒外阴。术后保持外阴清洁、干燥，对于减轻水肿，促进切口愈合极为重要。因此，不宜久坐，应多躺着、分腿休息，并穿宽松透气的服装。

C. 2 周内禁止辛辣刺激性食物，避免高热运动。

D. 术后 5 天内注意观察，适当配合抗生素局部涂抹。

E. 术后注意外阴局部干燥和洁净度。

F. 术后必要时阴道内加塞棉条避免分泌物的污染。

G. 术后 2 周可以开始洗澡。

H. 手术2周内术区肿胀明显，2~4周内逐渐消肿恢复。

（6）常见术后并发症

A. 局部异常肿胀（皮下血肿的形成）。

B. 术后持续性触觉疼痛，性感受欠佳。

C. 组织局部血供不足形成缺血性坏死。

D. 设计美观度以及组织修剪过度形成损容性外观。

E. 切口部位组织皮脂腺囊肿形成。

F. 术后感染以及切口瘢痕增生。

G. 术后切口缝合过紧形成锯齿状损容性外观。

H. 术后未做缝合形成切割状损容性外观。

2. 小阴唇改小（修正）术

小阴唇改小的术式较为多样化。通常有V契形缩小、Y形缩小、Z形缩小、单边缩小、中心月牙去皮型等。不同类型的小阴唇形态适应不同的技术方案。

（1）小阴唇过大或不对称

小阴唇修正术通常适用于本身小阴唇较薄、左右不对称或需要局部修正实现美观的人群，是通过局部修正改变小阴唇形态、左右对称度来实现美观的一种治疗方案。小阴唇组织切除、改小类治疗的人群占比较高，在所有生殖器整形美容中占47%左右，所以其实际临床应用群体颇为广泛。

（2）手术适应证

A. 小阴唇皮肤轻度和中度松弛、下垂、皱褶、萎缩、赘皮的人群。

B. 需要调整外阴形态美观度、改善小阴唇形态的群体。

C. 需要调整改善小阴唇色泽、形态的人群。

D. 追求完美曲线与生殖器外形美观的群体。

E. 需要单边修正或单边组织祛除类人群。

（3）手术禁忌证

A. 糖尿病、严重心肾疾病以及局部感染类群体。

B. 生理期、妊娠期、治疗期类群体。

C. 感染HIV、HPV、HSV类群体。

D. 局部组织腺体囊肿以及局部感染类群体。

E. 外阴皮肤癌病变类群体等。

（4）治疗案例

1）手术指征：

A. 小阴唇组织左右不对称。

B. 小阴唇形态需要改小者。

2）术前准备：

A. 术前1天用高锰酸钾1∶5000溶液清洗阴阜与会阴部。

B. 在适应操作的体位下，外阴部备皮设计并消毒铺巾。

3）麻醉：局部浸润麻醉（1%利多卡因5~10mL，1∶200 000单位肾上腺素）。

4）体位：截石位，两侧大腿分开，保持外扩，方便小阴唇部位充分暴露。

5）手术方法：

中心上皮组织祛除术，主要是针对小阴唇较薄且上皮组织松软类型的群体，可以采用这种方式进行小阴唇上皮组织中心祛除，然后再缝合的方式。

6）手术步骤：

A. 小阴唇局部浸润麻醉。

B. 设计线切口并祛除上皮组织（图5-20）。

C. 缝合上皮组织。

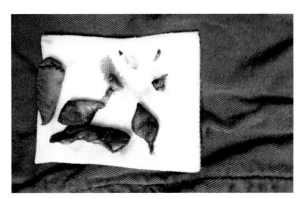

图5-20　祛除的小阴唇组织

7）术后处理：

A. 缝合创面涂抹抗感染药膏。

B. 局部无菌纱布加压包扎后，穿稍紧致的内裤垫上护垫。

C. 术后给予3天抗生素消炎。

8）临床经验：

A. 局部浸润麻醉剂量可以少一点，避免影响整体术后评估。

B. 手术必须考虑小阴唇的血供与神经分布

走向，避免因缺血形成坏死。

C. 小阴唇过厚的人群可以适当做阴唇皮肤分离，祛除小阴唇组织后缝合。

D. 小阴唇形态设计可以根据患者个人需要进行设计。

（5）术后注意事项

A. 2周内禁止性行为以及局部大力摩擦。

B. 创面切口7天内禁止沾水以及污染。

C. 2周内禁止辛辣刺激性食物，避免高热运动。

D. 术后3天内注意观察配合抗生素治疗，局部涂抹红霉素软膏。

E. 术后注意外阴局部干燥和洁净度。

F. 术后必要时阴道内加塞棉条避免分泌物污染。

（6）常见术后并发症

A. 局部异常肿胀（皮下血肿的形成）。

B. 术后持续性触觉疼痛，性感受欠佳。

C. 组织局部血供不足形成缺血性坏死。

D. 设计美观度以及组织修剪过度形成损容性外观。

E. 切口部位组织皮脂腺囊肿形成。

F. 术后感染以及切口瘢痕增生。

G. 术后切口缝合过紧形成锯齿状损容性外观。

H. 术后未做缝合形成切割状损容性外观。

五、处女膜修补术式

处女膜因距离阴道口较近，稍有不慎就会造成处女膜的破裂。造成处女膜破裂的原因有多种，女性在首次发生性行为时，处女膜会破裂出血。此外，在发生以下这些意外时，处女膜也会破裂出血，如有的女性在参加跳高、骑马、武术等剧烈运动时可使得处女膜破裂；而有的女性在清洗外阴部、使用内置式卫生棉条不当，甚至在自慰时，也会造成处女膜的破裂。剧烈运动、阴道用药、某些繁重的体力劳动都可致处女膜破裂，幼年无知，将异物塞入阴道以及自慰等，也会使处女膜破裂。

以往人们把运动对处女膜的影响扩大化了。专家指出：除非反复进行高难度的劈叉运动、严重的骑跨伤、长时间地在很颠簸的路面上骑自行车并被强烈地撞击到了阴部，此外的任何运动都不会造成处女膜的破损。

而今，随着女性社会地位的提升，人们知识水平提高。针对处女膜修补需求的女性逐步减少，只有少数校园学生以及特殊人群有处女膜修补需求外，处女膜修补市场需求逐步在减少。

（1）处女膜破裂后表征

处女膜破裂后通常在阴道外口会有一圈残留处女膜痕，也有极少数部分群体完全没有处女膜痕表现。通常残缺处女膜痕呈：不规则齿状、块状、条状、不完全片状等。

（2）手术适应证

A. 未婚女性需要处女膜修复的人群。

B. 阴道收紧同时附带处女膜修正的人群。

（3）手术禁忌证

A. 糖尿病、严重心肾疾病以及局部感染类群体。

B. 生理期、妊娠期、治疗期类群体。

C. 感染HIV、HPV、HSV类群体。

D. 外阴皮肤癌病变类群体等。

（4）治疗案例

1）手术指征：

A. 处女膜破裂需要修补者。

B. 先天无处女膜需要处女膜再造者。

2）术前准备：在适应操作的体位下，外阴部备皮设计并消毒铺巾。

3）麻醉：局部浸润麻醉（1%利多卡因2~5mL，1∶200 000单位肾上腺素）。

4）体位：截石位，两侧大腿分开保持外扩。

5）手术方法：处女膜修补方式有很多种类型的设计方案，详细设计的图形参见图5-21。

6）手术步骤（图5-22）：

A. 阴道口局部浸润麻醉。

B. 处女膜痕迹切口并祛除上皮组织。

C. 再做处女膜痕迹连接缝合，形成膜孔状。

7）术后处理：

A. 缝合创面涂抹抗感染药膏。

B. 术后给予3天抗生素消炎。

8）临床经验：

A. 为更好评估局部形态，建议减少局部浸润用量。

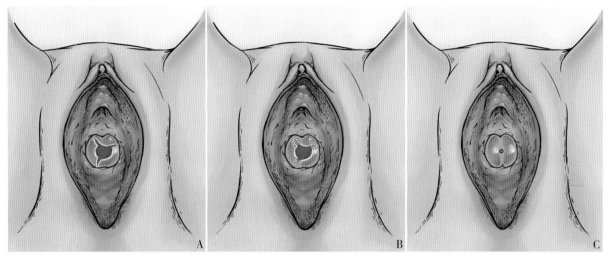

图 5-21　处女膜设计

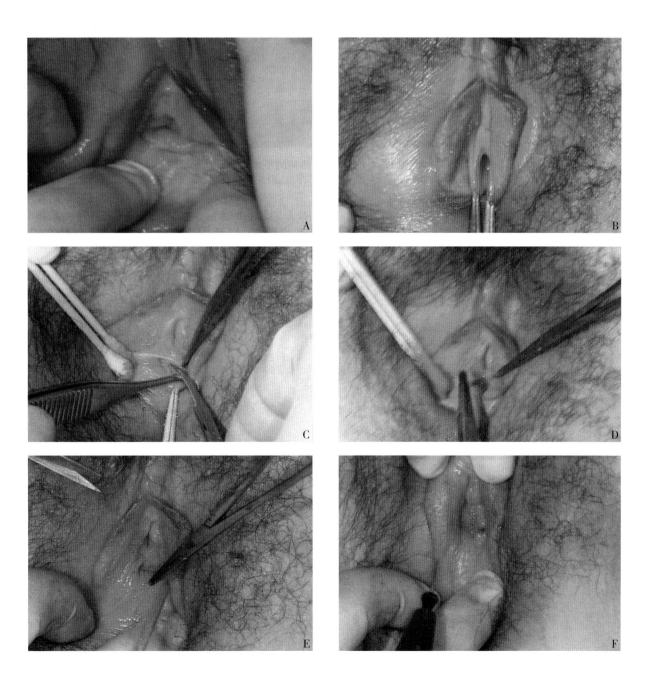

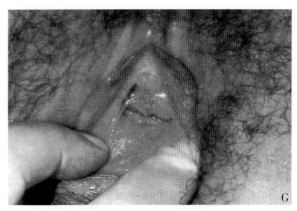
图 5-22　处女膜修补术

B. 手术必须考虑患者的需求，设计处女膜样式。

C. 处女膜痕特别少或无处女膜痕群体可以考虑处女膜再造。

D. 术中必须考虑修复者的职业特征予以不同厚度的处女膜修补，多动类患者可以适当予以加厚处女膜痕修补，减少运动形成破裂。

E. 部分处女膜再造类群体，必要时在康复后需要配合盆底康复训练以实现会阴收缩能力，而不影响处女膜未破损的真实性感受。

F. 极少数群体则需要在实行阴道缩紧术后，同时进行处女膜修补术。

（5）术后注意事项

A. 术后必须禁止性行为，必要时 1 周后进行复查检查恢复状态。

B. 术后必须保持高度警惕，避免人为运动过度拉伸、骑颠等形成处女膜再次破损。

C. 2 周内禁止辛辣刺激性食物，避免高热运动，前 2 周内禁止泡澡。

D. 术后注意外阴局部干燥和洁净度。

（6）常见术后并发症

A. 术后处女膜缝合线开裂，处女膜修补失败。

B. 少有局部感染的形成。

六、处女膜闭锁修正术

处女膜闭锁通常表现为女子青春期无月经来潮，并伴有周期性下腹疼痛，且下腹正中有压力痛性包块。在阴道积血过多时容易压迫尿道与直肠，肛查阴道压向直肠、紧张度大。会阴处检查可见处女膜呈膨胀突出，处女膜颜色

表现为紫蓝色。其病理机制为生殖器上皮增生且处女膜发育旺盛增厚，使阴道口与外阴前庭不能贯穿，处女膜呈现闭锁状。确诊通常采用处女膜膨出点穿刺后，抽出深褐色或黑咖色不凝的血液后确诊。

处女膜闭锁多于月经初潮后发现，如子宫及阴道发育正常，初潮后经血积存于阴道内，继而扩展到子宫，形成阴道子宫积血。积血过多可流入输卵管，通过伞部进入腹腔，伞部附近的腹膜受经血刺激发生水肿、粘连，致使输卵管伞部闭锁，形成阴道、子宫、输卵管积血。偶有病例报道处女膜闭锁可合并其他女性生殖系统发育畸形及其他泌尿系统发育异常，如阴道纵隔、双子宫、单侧肾缺损等。

（1）处女膜闭锁修正

处女膜是位于阴道外口和会阴的交界处的膜性组织，正常处女膜分为有孔形、半月形、筛状、隔状、微孔型。如完全无孔隙，则为处女膜闭锁，是女性生殖器官发育异常中较常见的类型，发病率为 1/2000~1/1000。处女膜闭锁病因通常在发育过程中是窦阴道球和泌尿生殖窦之间的膜性组织，胎儿时期部分被重吸收形成孔隙，处女膜闭锁系泌尿生殖窦上皮重吸收异常所致。此畸形多为散发，偶有家族史遗传性报道。检查时可看到处女膜突出而膨胀，膜后呈紫蓝色（月经血滞留），下腹部可摸到紧张度大、又有压痛的包块。肛查能触摸到压向直肠、紧张度大、有压痛的包块。为除外合并其他女性生殖系统发育畸形及其他泌尿系统发育异常，可进行妇科超声、盆腔磁共振等影像学检查。

诊断方法：①通常依据上述症状和体征即可诊断，无须辅助检查。②经处女膜膨隆处穿刺，可抽出黏稠不凝的深褐色或陈旧性的血液。

（2）手术适应证

适用于处女膜闭锁。

（3）手术禁忌证

A. 糖尿病、严重心肾疾病以及局部感染类群体。

B. 感染 HIV、HPV、HSV 类群体。

（4）治疗案例

病例摘要：患者，女，17 岁，至今未来潮，

无性生活史，周期性腹胀痛后就诊。

B超检查：膀胱适度充盈后扫查，膀胱壁光滑，腔内未见异常占位及强光团反射，透声好，于膀胱后下方探及子宫体积增大，子宫肌层变薄，内膜线消失，宫腔扩张，子宫颈管扩张，变薄。阴道扫查，阴道极度扩张，其内充满大量液性暗区，呈密集光点，范围为13.2cm×7.1cm，加压振动，内透声极差，阴道下端呈囊袋状（图5-23）。

超声诊断结果：处女膜闭锁。

处女膜闭锁的女性其内生殖器大多发育完全正常，在进入青春发育期后，子宫仍然每月有一次月经产生。由于阴道口被处女膜封锁，经血便不能流出。经过长年累月的积累，便将阴道子宫填塞得满满的，甚至可以通过输卵管倒灌入腹腔，输卵管黏膜被积血挤压破坏，上皮细胞纤毛消失，失去输送精子、卵子和受精卵的功能，从而不能怀孕，经血倒流入腹腔可引起子宫内膜异位症和腹腔粘连，引起剧烈腹痛。在青春期初潮前可无任何症状，初潮后由

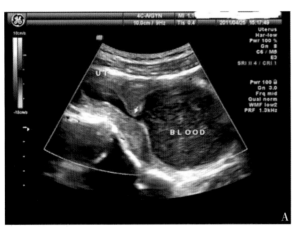

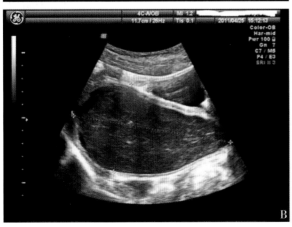

图5-23　超声诊断检查

于处女膜闭锁而致经血无法排出。最初经血积在阴道内，多次月经来潮后，经血逐渐积聚，造成子宫、输卵管积血，甚至腹腔内积血，超声诊断直观，可靠，配合临床结合病史能够准确做出诊断。

1）手术指征：

A. 青春期后无月经初潮。

B. 逐渐加重的周期性下腹痛。

C. 下腹部包块，并且逐月增大。

D. 严重时伴有便秘、尿频或尿潴留、肛门坠胀等症状。

2）术前准备：在适应操作的体位下，外阴部备皮设计并消毒铺巾。

3）麻醉：局部浸润麻醉（1%利多卡因2~5mL，1：200 000单位肾上腺素）。

4）体位：截石位，两侧大腿分开保持外扩。

5）手术方法：处女膜闭锁切开并游离基底黏膜后缝合。

6）手术步骤：

A. 处女膜膨隆处穿刺，并抽出黏稠不凝的深褐色或陈旧性的血液。

B. 以处女膜穿刺点为中心做X形切口。

C. 吸出积血污渍并清理阴道与腔隙内的残余血渍。

D. 祛除多余处女黏膜组织，并做基底黏膜瓣分离后纵向缝合（图5-24）。

7）术后处理：术后给予3天抗生素抗炎治疗。

8）临床经验：

A. 手术必须考虑患者本身情况，并做好处女膜形状设计。

B. 手术除治疗功能外，必须考虑未婚女性处女膜在婚姻中的重要意义。

C. 必须考虑处女膜闭锁者的处女膜厚度给予合理设计，不影响婚后性生活。

D. 部分处女膜闭锁患者，治疗后必须考虑恢复后是否会再次因瘢痕挛缩而再次闭合的可能性。

（5）术后注意事项

A. 术后2周内必须禁止性行为，必要时1周后复查，检查恢复状态。

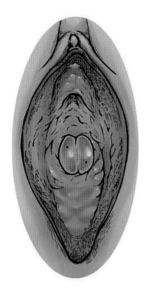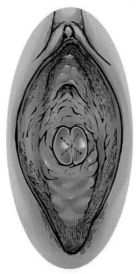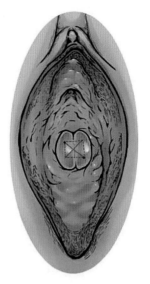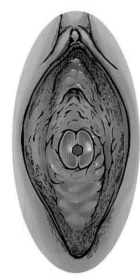

图 5-24　处女膜闭锁修复过程

B. 2 周内禁止辛辣刺激性食物，避免高热运动、禁止泡澡。

C. 术后注意外阴局部干燥和洁净度。

（6）常见术后并发症

常见术后并发症为切开组织重新粘连。

七、阴道松弛修复术

阴道松弛是女性随着年龄的增长出现的一种生理状况，主要人群为产后女性。阴道松弛严重者会降低夫妻生活质量，阴道与肛门由肛门括约肌、肛提肌和球海绵体肌呈"8"字形环绕，这些肌肉可维持肛门及阴道的收缩作用。由于性生活、分娩或外伤，可使这些肌肉撕裂或变薄，致使阴道收缩力下降、性快感减弱。

阴道正常形态是由盆底悬吊固定盆腔器官的盆底肌肉、筋膜、韧带组合成的圆筒状组织结构。阴道松弛的主要指征有：①整个阴道形态轴宽发生改变。②骨容量缺失或变形导致筋膜松弛、肌肉损伤。③生殖器病变引发阴道肌无力等。正常阴道黏膜为上皮组织，有非常丰富的柔韧性与弹性，皱襞对性交接触面增加刺激的主要作用。同时阴道内轴较宽，形态像小型香蕉状，性交时男性生殖器对 G 点与阴道前壁等性敏感区域起性刺激的作用。但是在阴道松弛后阴道轴宽发生改变，阴道皱襞以及敏感区域也需要其他肢体配合才能进行刺激。阴道松弛症的治疗就是恢复阴道年轻态的阴道轴宽与形态。

（1）阴道松弛的原因

防御破坏、感觉迟钝，阴部变得松弛、弹性纤维断裂、阴道壁变脆变薄，阴道口扩张。更容易造成细菌入侵，阴道末梢神经敏感度降低，变得愚钝，从而形成性冷淡、性交疼痛等状况。

（2）阴道松弛的危害

1）影响夫妻关系：①性生活不和谐，影响夫妻关系。②紧握感、容纳感，敏感度下降。③性生活阴道漏气，引发心理障碍。④易导致夫妻感情破裂。

2）引发疾病：①阴道口闭合不全，引发妇科炎症与感染。②阴道内 pH 改变，导致细菌进入阴道，妇科病高发。③引发尿失禁等。

阴道收紧手术目的不是治疗疾病，而是为了改善性生活满意度，手术需要进行更加谨慎的分离和修补，尽量让阴道全部长度都恢复到未生育之前的状态，否则，手术结果可能并不满意。患者可能感觉性生活并无明显改善，甚至可能由于术后疼痛、阴道缩短、瘢痕形成、瘢痕挛缩，导致术后感觉更差。

（3）阴道松弛症的界定

据有关数据显示未成年人无性行为情况下，女性阴道内径横向为 1.5~2cm，有性经历的女性阴道内径横向为 2.5~3.5cm，已经分娩女性的阴道内径横向为 4~6cm，由此可以看出无性经历的女性与分娩女性的阴道横向直径相差2倍以上。其主要原因是：分娩后的整个盆骨、盆腔内结缔组织、侧壁筋膜、韧带组织等，均会因分娩产生被动扩张而无法恢复原有最佳状态。而会阴部的肛提肌腱膜、会阴横膈肌腱膜、耻骨骨尾肌、耻骨联合内脏筋膜、髂尾肌、阴部神经等，均会出现不同程度的拉伸无法复位。

1）解剖学指征变化：①直肠脱疝。②阴道裂隙松弛。③阴道轴宽变宽。④会阴不同程度撕裂（侧切）等。

2）阴道松弛界定：

A. 阴道压力测试界定，界定为80N以下为阴道松弛症（图5-25）。阴道松弛度压力参见表5-1。

B. 阴道直径测试界定，术前测试为标准2指（3~3.5cm横向直径），超出2指范围为阴道松弛。而这一标准仅为参照，不能作为患者的统一定论。必须根据个人自身情况区别对待，找准问题的根本原因所在。

（4）手术适应证

A. 女性阴道松弛症人群。

B. 需要改善性生活质量，增加阴道紧致度人群。

C. 追求完美生活品质以及注重外阴美观度的人群。

D. 产后侧切阴道松弛，性感受欠佳的人群。

（5）手术禁忌证

A. 糖尿病、严重心肾疾病以及局部感染类群体。

B. 生理期、妊娠期、治疗期类群体。

C. 感染HIV、HPV、HSV类群体。

D. 宫颈癌以及严重阴道炎、阴道病变类群体等。

E. 各类滴虫、霉菌、结核性、阴道溃疡、过敏性等阴道疾病类人群。

F. 阴道做过补片收紧类群体。

G. 正在接受阴道疾病治疗的群体。

（6）治疗案例

1）手术指征：

A. 女性阴道过度松弛，性感受欠佳者。

B. 产后侧切修复欠佳，阴道松弛者。

C. 生产形成阴道过于松弛，阴道收缩无力者。

2）术前准备：

A. 术前1天备皮，清洁灌肠，并采用高锰酸钾溶液清洁外阴。

B. 术中留置尿管。

C. 术中留置阴道内加压无菌纱布。

3）麻醉：局部浸润麻醉（1%利多卡因10~20mL，1：200 000单位肾上腺素）。

4）体位：截石位，两侧大腿分开保持外扩，方便阴道位置充分暴露。

5）手术方法：在阴道6点钟方位做一菱形切口，远端达阴道中段，切除一块菱形阴道黏膜和裂伤部分会阴皮肤。分离出断裂的肛提肌、海绵球体肌。缝合撕裂的肌肉，恢复这些肌肉的收缩力，同时缝合阴道后壁肌层组织。若肛门括约肌部分组织也见部分断裂，应重新拉紧缝合。术毕用抗生素冲洗阴道，并用碘仿纱条填塞阴道，1周后取出并拆除皮肤缝合线，保持创面清洁，禁止性生活2个月。

6）手术步骤：

A. 阻滞麻醉配合局部浸润麻醉。

表5-1 阴道松弛状态自测		
压力数值	阴道松弛状态	建议锻炼方法
60N以下	非常差	必须加强锻炼
60~80N	比较差	需要坚持锻炼
80~120N	正常	需要适度锻炼
120~160N	较好	进行提升锻炼
160N以上	非常好	维护保养锻炼

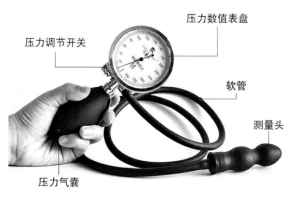

压力数值表盘
压力调节开关
软管
测量头
压力气囊

图5-25 阴道测压计

B. 设计线切口并分离阴道黏膜组织。

C. 缝合肌肉后再缝合上皮组织（图5-26）。

7）术后处理：

A. 局部碘仿纱条（无菌卫生医用棉条）阴道内塞入加压。

B. 术后给予3~5天抗生素静脉给药预防感染。

8）临床经验：

A. 阴道治疗后的直径必须与患者确认并认同，避免因太紧而无法正常性生活。

B. 手术对象必须考虑瘢痕因素，避免因术

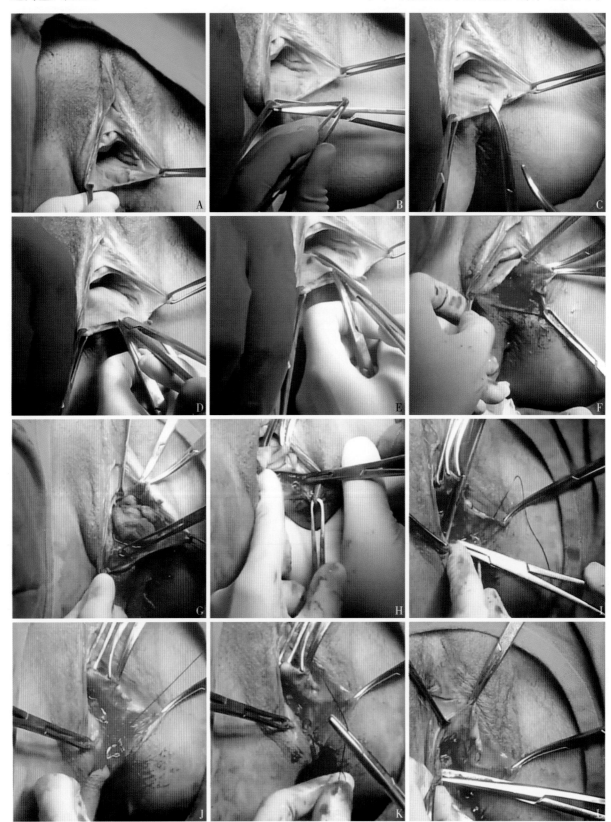

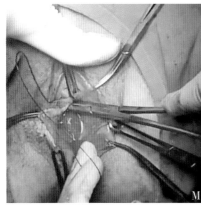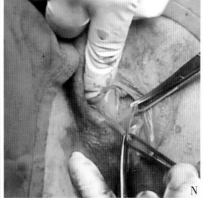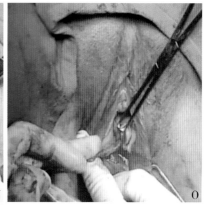
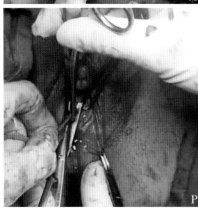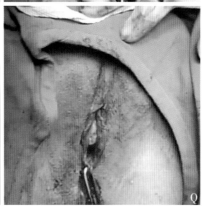

图 5-26　阴道缩紧术治疗

后瘢痕挛缩造成阴道过于紧致或粘连。

（7）术后注意事项

A. 术后 24~48 小时拔除尿管及纱布卷，术后 1 周内予以流食及缓泻剂。

B. 术后第一次性生活前 1~2 周可予以会阴及阴道入口按摩。

C. 术后 2 个月内禁止性行为。

D. 创面切口 7 天内禁止沾水以及污染，1 周后拆线。

E. 术后 4 周内禁止辛辣刺激性食物，避免高热运动以及熏泡局部。

F. 术后 5 天内注意观察，配合抗生素注射给药预防感染。

G. 术后注意外阴局部干燥和洁净度。

H. 术后 7 天要在阴道内加塞棉条避免分泌物的污染、避免血肿与粘连。

（8）常见术后并发症

A. 护理不当形成局部创面感染。

B. 切口处出血形成血肿。

C. 创面缝合处切口裂开。

D. 愈合后性交困难，性交痛等。

E. 阴道收紧不足或阴道入口狭窄等。

F. 少有直肠会阴的损伤形成感染。

八、陈旧性会阴裂伤修复术

应用解剖：

会阴：有狭义和广义之分。狭义的会阴仅指肛门和外生殖器之间的软组织，广义的会阴是指盆膈以下封闭骨盆下口的全部软组织。会阴撕裂是指肛门和外生殖器之间的软组织受到严重创伤，导致会阴局部膨起变薄出现一条可见的裂痕，严重甚至会撕裂到肛门。

会阴撕裂形成的原因：

A. 分娩：胎头娩出是分娩过程中最重要的一步。当胎头就要通过阴道娩出时，阴道口及周围组织由于胎头持续下降而受到压迫，可见局部膨起变薄甚至发亮，此时，如不注意保护会阴，不但会阴可能撕裂，甚至还会一直撕裂到肛门。

B. 大便干燥：由于上火或天气炎热，大便容易干燥，也会导致会阴撕裂。

C. 性生活：因为患有炎症，阴道容易干涩，失去弹性，夫妻同房时会阴就会容易受伤甚至撕裂。

D. 外伤形成会阴撕裂等。

● 会阴撕裂分型：

A. Ⅰ度会阴裂伤：指会阴部皮肤黏膜裂伤，包括阴唇、前庭黏膜破裂。

B. Ⅱ度会阴裂伤：会阴皮肤、黏膜、肌肉裂伤，但肛门括约肌是完整的。

C. Ⅲ度会阴裂伤：会阴皮肤、黏膜、会阴体、肛门括约肌完全裂伤，多伴有直肠壁裂伤。

D. Ⅳ度裂伤：会阴损伤至肛门括约肌复合体以及肛门直肠上皮（内外括约肌及肛门直肠黏膜均发生损伤）。

（1）陈旧性会阴裂伤

轻微的会阴阴道裂伤会有自然愈合的可能，但是比较严重的会阴与阴道撕裂将破坏肌肉、筋膜、皮肤组织的正常结构，不及时修补会因为盆底组织失去支持功能。如因产科肛门括约肌Ⅲ度、Ⅳ度会阴撕裂，与Ⅰ度、Ⅱ度会阴撕裂相比，可能会导致大小便失禁、性生活障碍、压力性尿失禁等。但是临床症状和检查指标之间并无明确的界定关联。

陈旧性会阴撕裂诊断：根据病史症状分析，诊断并不困难，肛门指诊基本可以确定肛门括约肌撕裂程度，通过肛门括约肌力量以及超声提高肛门括约肌损伤诊断率，是目前便失禁诊断的最佳方法。

（2）手术适应证

分娩后或外伤导致陈旧性会阴撕裂修复（如有糖尿病以及其他类疾病必须在控制治疗下进行）。

（3）手术禁忌证

A. 糖尿病、严重心肾疾病以及局部感染类群体。

B. 生理期、妊娠期、治疗期类群体。

C. 感染 HIV、HPV、HSV 类群体。

D. 外阴皮肤癌病类群体。

（4）陈旧性会阴撕裂治疗

1）手术指征：

A. 陈旧性会阴撕裂Ⅰ度、Ⅱ度如不影响患者生活质量可以不手术治疗。

B. 陈旧性会阴撕裂Ⅲ、Ⅳ度损伤修补术能够有效缓解患者症状。

2）术前准备：

A. 控制炎症或其他身体疾病（如血糖、炎症等）。

B. 绝经女性给予少量雌激素促进阴道黏膜增生变厚，促进术后创面愈合。

C. 瘢痕严重者，术前局部外用肾上腺素、透明质酸酶或糜蛋白酶等使瘢痕软化。

D. 肠道准备，所有患者术前 3 天开始少进食，渣伴流质食物、流质食物禁食各 1 天，同时给予抗生素口服，抑制肠道菌群，手术前 1 天清洁灌肠。

E. 术前 3 天或术前用高锰酸钾 1∶5000 溶液清洗外阴部。

F. 术前操作在适应操作的体位下，外阴部备皮设计并消毒铺巾。

3）麻醉：会阴阻滞麻醉（1% 利多卡因 10~20mL，1∶100 000 单位肾上腺素），采用一次性无菌注射器 10mL/25G/50mm 腰部穿刺针，经阴道会阴局部进行阻滞，紧靠坐骨棘下方注射 5~10mL 麻药，行针至阻滞位后先回抽无血后注射给药。疼痛敏感耐受较差的患者可以予以静脉或吸入式麻醉辅助，合理的麻醉方式有利于患者的体位配合至关重要（图 5-27）。

4）体位：取截石位，配合暴露手术部位（适当配合医助辅助）。

5）手术方法：手术切开充分暴露，仔细检查陈旧性撕裂的情况，包括评价会阴撕裂向上延伸的距离，有无累及直肠黏膜，了解清楚解剖关系后沿裂隙切除瘢痕组织，靠近阴道黏膜分离阴道黏膜与直肠壁。注：如患者阴道过于松弛

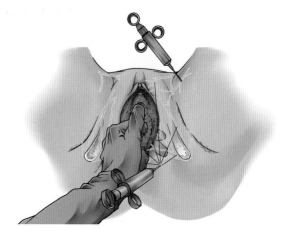

图 5-27　会阴阻滞麻醉示意图

女性生殖器整形美容

且严重影响性生活质量者，可以在分离阴道黏膜时加大分离范围，方便修剪阴道黏膜内的瘢痕以及为缩阴缝合做分离减张，同时根据患者实际性伴侣的基本尺寸设计阴道收缩尺寸。

A. 缝合直肠前壁裂伤：使用可吸收 PGA 材质 3-0 号无菌缝线，在直肠黏膜边缘顶上 10mm 处，内翻、间断、缝合直肠壁，把线结打在肠腔内反复加固 1 次。

B. 缝合肛门内断裂括约肌：用 3-0 号 PGA 可吸收缝线，断端褥式间断缝合肛门内括约肌 4~5 针。

C. 缝合肛门外断裂括约肌：采取直端吻合缝合和断端折叠缝合（图 5-28）的方法。这两种缝合方式临床效果并无显著差异，可以根据临床实际情况和个人喜好选择合适的修补缝合方式。采用组织钳在直肠两侧凹陷处钳夹住肛门外括约肌断端两端，并向中心线拉拢间断或 U 形缝合。为减少肛门括约肌缝合后的张力，可以用中或粗丝线自会阴皮肤穿过两侧肛门括约肌间断做减张缝合。

D. 会阴体肌层缝合：采用 2-0 号 PGA 可吸收缝线对应间断缝合两侧肛提肌、会阴深、浅横膈肌、海绵球体肌等组织。

E. 阴道黏膜修补缝合：祛除阴道黏膜创面瘢痕组织后，以阴道黏膜祛除缩阴术。采用 3-0 号 PGA 可吸收缝合线连续缝合，由内向外缝合阴道黏膜至处女膜痕迹处，阴道标准尺寸可以按照患者的性伴侣尺寸设计，略紧半指即可。中国女性生殖器阴道尺寸收紧可以按照 1 指半设计。

会阴皮下组织与皮肤缝合：采用 1-0 号不可吸收尼龙线间断缝合，可以用 3-0 号 PGA 可吸收缝线做皮下减张缝合，再做外缝合。完成

手术后采用无菌碘纺纱布塞入阴道，并在 72 小时后取出。建议采用一次性无菌棉棒或油纱卷，每 24 小时换 1 次。即方便又能避免局部污染。

6）手术步骤：

A. 阻滞麻醉。

B. 设计线切口并分离阴道黏膜、直肠壁、祛除瘢痕组织。

C. 缝合直肠前壁裂伤、缝合断裂肛门括约肌、检查肛门括约肌收缩力量。

D. 祛除阴道黏膜瘢痕组织，并将分离黏膜进行缩阴缝合。

E. 缝合会阴皮肤与皮下软组织。

F. 术后塞入阴道、肛门一次性使用无菌性纱布或医用棉条。

7）术后处理：

A. 缝合创面适当涂抹抗感染药膏，并结合抗生素治疗预防感染。

B. 给予抑制肠道蠕动的药物保证 1 周内不排便，之后逐步过渡至普食。

C. 术后滞留导尿管 12 小时，保持外阴与会阴部清洁，术后每日常规冲洗外阴 2 次，并于便后及时冲洗。创面未愈合之前排便忌用腹压，必要时给予缓泻剂。

8）临床经验：

A. 以手指插入肛门直肠检查括约肌，通常为 1 指半略松，叮嘱患者收缩肛门时有括约肌收缩力量，并提示肛门括约肌已经缝合完好，肛门缝合得太紧不利于排便。

B. 阴道黏膜损伤者可以根据情况做合适尺寸的阴道黏膜下分离收紧术，实现更加完美的阴道修复效果，改善患者性生活质量。

C. 皮肤、浅筋膜、肌肉、黏膜的缝合必须

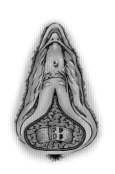
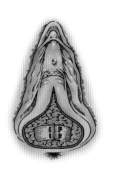
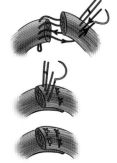
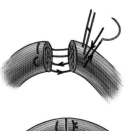
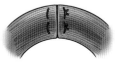

A B

图 5-28　括约肌吻合法

有足够的减张，确保术后的美观，避免瘢痕的产生。部分瘢痕体质的人群愈合过程中，必须做瘢痕预防治疗。

（5）术后注意事项

A. 术后 1 周内保持清淡流质摄取，2 周内禁止辛辣刺激性食物，避免过度或拉伸运动。

B. 术后建议给予 1 周的抗生素治疗，避免感染的形成。

C. 创面切口 7 天内禁止沾水以及污染，日常或便后可适当采用新洁尔灭清洁创面。

D. 术后 2 个月内禁止性行为以及局部大力扩张包含阴道与肛门。

E. 术后前 3 天建议在阴道内以及肛门给予碘仿纱条塞填（可以使用无菌性一次性用品每日 1 换），避免粘连与感染。

F. 术后 4 周后可以进行会阴横膈肌、肛提肌、肛门外括约肌等肌群的康复训练，增加术后的康复成效。

（6）常见术后并发症

A. 会阴部肌肉功能不能恢复。

B. 切口处出血形成血肿。

C. 创面缝合处切口裂开。

D. 愈合后性交困难，出现性交痛等。

E. 直肠修补裂开形成感染。

九、阴道闭锁修复术

应用解剖：

外阴与阴道成形术通常是针对先天性女性生殖器畸形所采取的一种矫正手术。主要有：外阴和阴道的先天畸形，如阴道纵隔、横膈畸形、阴道闭锁、先天性无阴道等。

阴道横膈是指在胚胎期由泌尿生殖窦——阴道球向头端增生、增长演变而成的阴道板，自下而上腔道化时受阻，阴道横膈未贯通或未完全腔化所致。横膈可发生在阴道较高段，部分可闭锁，不影响性生活，可以受孕，但在分娩时影响胎儿娩出，宜在分娩时做横膈切开术；横膈可发生在阴道较低段，会影响性生活，完全闭锁时，应及时做阴道横膈切开术。

阴道横膈畸形常发生于阴道上、中 1/3 交界处，也可发生于阴道任何部位，直到阴道顶端，接近宫颈。可能因两侧副中肾管尾端与尿生殖窦相接处未被贯通所致。完全性横膈少见，可致阴道闭锁，通常在膈中央或侧方有小孔，其大小不一，影响阴道液与经血排放。阴道横膈应与处女膜闭锁相区分，根据症状以及妇科检查不难鉴别，如完全闭锁时，其症状与处女膜闭锁基本相同。

（1）阴道横膈症状

阴道横膈无孔者可出现周期性下腹痛而无月经初潮，孔小者可出现经血排流不畅的症状，横膈位于阴道中、下段者可致性生活不满意。部分患者可无临床症状（图 5-29）。

（2）治疗方案

1）手术指征：检查时首先观察横膈所在部位，位置低者少见，其次观察横膈上（常在中央部位）有无小孔。有小孔者可用宫腔探针插入孔内，探查小孔上方的阴道腔的宽度及深度；无小孔者可用粗针穿刺，注意抽出积血时穿入的深度，以估计膈膜厚度，再用外科探针由穿刺孔插入了解膈膜上方阴道腔的宽度及深度，以明确诊断。

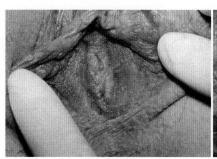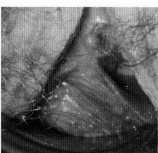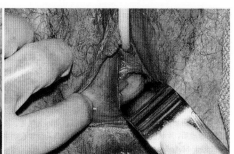

| A. 阴道横膈 | B. 阴道外切口 | C. 阴道横膈突出 |

图 5-29　阴道横膈

2）术前准备：

A. 明确诊断后，于术前3天进行阴道清洁准备，术前灌肠。

B. 局部常规消毒，导尿，必要时将两侧小阴唇缝合固定于股内侧皮肤。

C. 暴露横膈，再次消毒阴道腔，以探针探查横膈膜小孔的宽度与深度，明确诊断，不同部位、结构的横膈取不同术式。

3）麻醉：因部位不同可取局部麻醉、骶管麻醉或硬膜外麻醉。

4）体位：取截石位。

5）手术方法：阴道横膈组织祛除术。

6）手术步骤：

A. 中、低位阴道横膈：①位于阴道的中下段，且无孔横膈上方常为积血包块。手术置导尿管确定膀胱位置，于积血包块的低处穿刺，插入探针。有孔横膈直接插入探针。②挑起横膈，以探针为中心做横向或放射状切开，并适

当扩大切口。③三合诊检查横膈基底部宽度与子宫颈的距离，横膈与直肠膀胱的关系以决定切开的范围和深度。④薄型横膈做X形切口直至阴道壁，环形切除多余膈膜组织，暴露宫颈，宽度约6cm，缝合残留横膈和阴道黏膜创面，使缝合缘呈锯齿状防止日后狭窄。⑤厚型横膈：先做X形切口，达1/2厚度，并注入生理盐水，使组织膨胀疏松，将其分离成4个黏膜瓣，要保持厚薄均匀，防止剥破。⑥于横膈内层X形切开也呈4个黏膜瓣分离至阴道壁，用可吸收缝合线将内外4对黏膜瓣互相交错镶嵌缝合，愈合不致因瘢痕挛缩狭窄。⑦术终阴道填塞油纱布（图5-30）。

B. 高位阴道横膈：其位于阴道上段近宫颈处，确定位置后手术：①暴露横膈于最低处弧形切开，剪除多余组织。②修整创面，可吸收羊肠线缝合。③放置阴道模具（4~6个月）至阴道上段完全上皮化，防挛缩与狭窄。

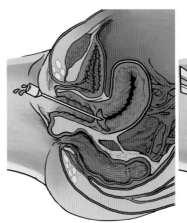
A. 阴道横膈穿刺

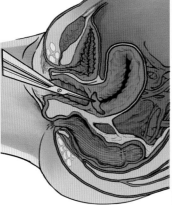
B. 阴道横膈祛除

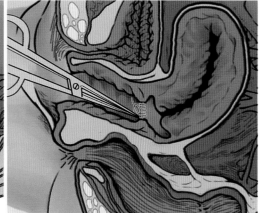
C. 阴道横膈祛除缝合

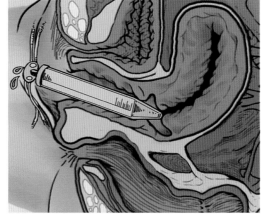
D. 阴道横膈缝合后塞入模具

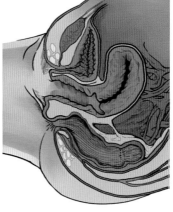
E. 阴道横膈祛除后成形

图 5-30　阴道横隔祛除术

阴道中段横膈和闭锁者须先经腹腔穿刺吸引宫腔积血，以缓解急性腹痛和延缓手术时间，用药抑制月经形成，此期间机械性扩张阴道直顶横膈，直到容易进入切开为止。待横膈变薄后，切除横膈并成形阴道。

阴道下段闭锁时须显微破腹探查，或在腹腔镜介入指引下从子宫底部插入子宫探针，经子宫颈进入阴道上段，以示横膈位置。而后经阴道水压分离打通横膈。采用游离皮片等成形阴道，放置模具扩张引流。

7）术后处理：

A. 常规抗感染治疗。

B. 注意阴道分泌物的性状，发现有感染时可用碘伏擦洗阴道。

C. 阴道横膈修补术后注意阴道模型每日更换，外阴、阴道及模型均要消毒。

8）注意事项：

A. 尿道、膀胱及直肠损伤后应立即修补。

B. 阴道横膈松解后，应使两手指进入阴道无阻力。术毕放置阴道模型，每日更换至切口愈合。

2. 阴道纵隔

在外阴、阴道疾病引起的不孕占不孕症的1%~5%。阴道是性交和精液的容受器，某些外阴、阴道器质性或功能性疾病影响了精液或精子进入并储存在阴道内，或由于其环境变化影响了正常精子的功能而致不孕。

阴道纵隔可发生于发育完全正常的子宫或与双子宫、双宫颈同时存在。纵隔一般附着在阴道前后壁正中线，纵向走行，可分为部分性及完全性。后者至宫颈部起始，一直伸展至阴道外口，将阴道均分为二，形成双阴道。偶有纵隔偏离中线，与阴道侧壁融合，形成阴道斜隔。阴道纵隔一般无症状，直至婚后因性交困难就诊发现。有的迟至分娩，因滞产检查始或明确诊断，且可发生足先露骑跨在纵隔上的难产。合并子宫颈及子宫畸形者，可能为不孕因素，治疗方法简单，切除后缝合缘即可（图5-31）。

病理：阴道纵隔为双侧中肾旁管融合后，其中膈未消失或未完全消失所致。纵隔一般附着在阴道前、后壁的正中线上，纵向行走，可

分为部分性和完全性，后者形成双阴道，常合并双宫颈、双子宫。

症状：

A. 完全性阴道纵隔：一般无症状，少数人有性交困难，或分娩时造成产程进展缓慢。

B. 阴道斜隔：因宫腔、宫颈分泌物引流不畅可出现阴道流恶臭脓样分泌物。

C. 双阴道：常规检查可确诊，但要注意因有一侧阴道，常难发现畸形。

（1）临床表现

阴道纵隔的主要症状是性交困难、性交疼痛。单纯远端妊娠后，孕期出现的产科并发症与正常妊娠相同。阴道纵隔与妊娠结局无关。

双子宫、纵隔子宫常伴有阴道纵隔，双角子宫同时有阴道纵隔者较少见，但均有流产率、早产率高及活婴率低。双子宫妊娠结局较好，双角子宫次之，纵隔子宫妊娠结局最差。

阴道纵隔是否发生产程梗阻，因纵隔的形态而异。双子宫75%合并有阴道纵隔，阴道完全纵隔，位于双宫颈之间。妊娠子宫、阴道为一稍窄而正常的产道，无产科因素能阴道分娩。不全阴道纵隔位于阴道上方，不发生产道梗阻。纵隔位于中下端，较薄的纵隔被下降的儿头压迫变薄，分娩时先露部前方可见一纤维带自行断裂。纵隔较厚时，可出现第二产程延长，先露下降受阻。有低于5%双角子宫合并阴道纵隔，有交通的双角子宫与纵隔子宫合并阴道纵隔，发生产程延长及先露下降受阻。儿头受压，出现颅内出血，增加新生儿死亡率。分娩时先露误入闭锁的阴道内，产生梗阻，未及时诊断处理，发生产道重度损伤，给母儿带来严重后果。双

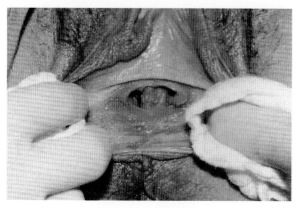

图5-31　阴道纵隔

子宫、双角子宫可能导致胎盘早期剥离、子宫破裂、扭转、植入性胎盘等严重后果的并发症，威胁产妇的安全。早产、胎膜早破、IUGR、胎儿窘迫、新生儿窒息的发生率高，围产儿死亡率增加。胎儿缺氧严重，产生远期影响，脑瘫、智力低下。

交通的双子宫虽罕见，多无症状，但可引起危及生命的合并症。阴道纵隔妊娠时，应严密观察产程，防止因子宫发育异常出现意外的严重后果。

（2）治疗方案

1）手术指征：体检时注意纵隔是完全性的还是部分性的，后者注意其长度。还应注意是否合并子宫颈、子宫畸形。

2）术前准备：明确诊断后，于术前3天进行阴道清洁准备，术前灌肠。

3）麻醉：因部位不同可取局麻、骶管麻醉或硬膜外麻醉。

4）体位：取膀胱截石位。

5）手术方法：阴道纵隔切除术（图5-32）。

6）手术步骤：

A. 常规外阴阴道消毒，导尿，暴露纵隔。

B. 用止血钳距离阴道前后壁0.5cm处，平行阴道壁，自外向里一次或分次钳夹纵隔。

C. 沿止血钳切开纵隔。

D. 可吸收PGLA缝合线由里向外缝合纵隔

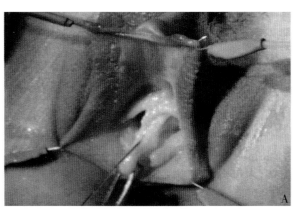
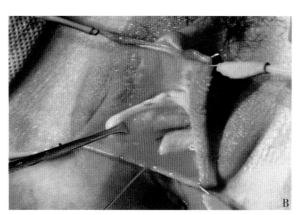
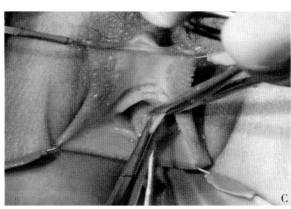
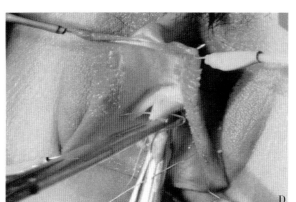
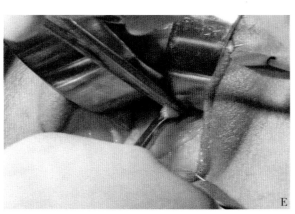
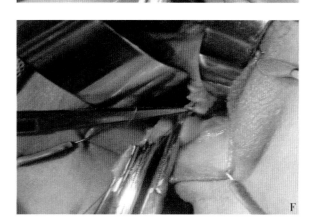

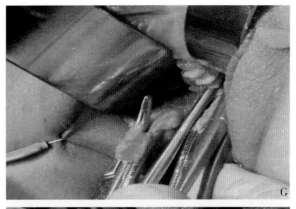
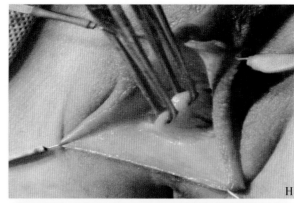
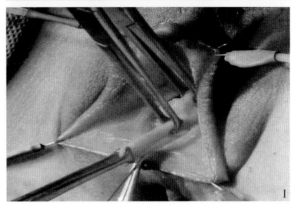
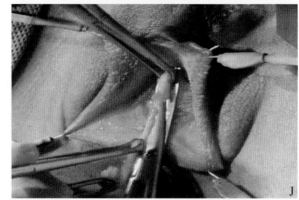

图 5-32 阴道纵隔切除术

切缘。

　　E. 碘仿纱条或油纱布填塞阴道 12~24 小时后取出。

　　F. 分娩中发现者将其剪开，待分娩结束时，按上述处理。

　　（3）并发症预防

　　A. 尿道、膀胱及直肠损伤后应立即修补。

　　B. 阴道纵隔松解后，应使两手指进入阴道无阻力。术毕放置阴道模型，每日更换至切口愈合。

　　（4）术后注意事项

　　A. 常规抗感染治疗。

　　B. 注意阴道分泌物的性状，发现有感染时可用碘伏擦洗阴道。

　　C. 阴道横膈修补术后注意阴道模型每日更换，外阴、阴道及模型均要消毒。

3. 阴道闭锁

　　阴道闭锁，多因先天性发育畸形所致，患者的子宫也常发育不全，故即使采用手术矫正阴道，受孕的机会极少。阴道不完全闭锁往往是由产伤、腐蚀药、手术或感染而形成的瘢痕挛缩狭窄，其中央仅留小孔，闭锁位置低者可

影响性生活。在妊娠期，瘢痕可随妊娠的进展而充血软化，如仅有轻度环形或半环形狭窄，临产后先露部对环状瘢痕有持续扩张作用，常能克服此种障碍，完成分娩。若闭锁位置低，可根据情况做单侧或双侧预防性会阴侧切，以防严重的会阴裂伤。瘢痕广、部位高者不宜经阴道分娩，以剖宫产为妥。阴道闭锁患者容易并发同侧肾脏畸形。因为畸形病变结构较深，通过双合诊不能确诊阴道腔结构，所以采用 MRI 影像技术做诊断对手术设计更为有利。

　　先天性阴道闭锁发生率在新生女婴中为 1/4 000~1/10 000。患者中有 1/3~1/2 伴有子宫发育不全、肠旋转异常、肾异位等，此外还可伴有骨骼肌系统或听觉系统畸形。约 90% 先天性阴道闭锁患者伴有子宫结节，只有 2%~7% 具有功能性子宫内膜。

　　先天性阴道闭锁治疗方式为非手术性扩张，随后逐步形成阴道。以手持式渐进性扩张器具作用于会阴凹陷处，每天 30 分钟以上，或采取坐于特殊阴道扩张器械上，逐步顶压形成阴道，其治疗成功率可达 90% 以上，但治疗周期较长，通常需要 3~33 个月（平均 11.8 个月），需要付

出极大的努力。

阴道闭锁分型：①单侧完全性阴道闭锁。②单侧不完全性阴道闭锁。③单侧完全性阴道闭锁与宫颈瘘管。

诊断检查：阴道闭锁症状与处女膜闭锁相似，检查时也无阴道开口，但闭锁处黏膜表面色泽正常，也不向外膨隆，肛查扪及向直肠凸出的阴道积血包块，其位置较处女膜闭锁高。

（1）手术适应证

适用于先天性阴道闭锁类患者。

（2）治疗案例

1）手术指征：先天女性阴道闭锁。

2）术前准备：

A. 术前按肠道手术准备。

B. 术前晚和术晨做清洁灌肠。

C. 术前3天每天清洁会阴皮肤，并于术前备皮。

D. 术前日流质饮食。

E. 术前日服有效抗生素。

3）麻醉：因部位不同可取局麻、骶管麻醉或硬膜外麻醉。

4）体位：取截石位。

5）手术方法：

A. 阴道扩张术：相对外科阴道成形术来说，阴道扩张术更加简单方便、并发症更低，通常作为常规阴道闭锁患者的首选治疗方案。2002年美国妇产科学院委员发布意见：推荐该治疗作为阴道发育不全首选非手术治疗方式。

Frank的阴道扩张技术主动利用模具在阴道浅窝施加压力，通过人为手指施加压力性治疗容易疲劳且维持时间不长。所以1981年Ingram提出被动扩张理论，通过坐在自行车座位上，使用模具进行被动加压，每日3次，每次20分钟，成功率约为92%（2001年）。阴道再造所需平均时间为11.8个月左右。根据以上报道，初始浅窝小于0.5cm是需要足够的扩张。该方法最终失败并不与阴道浅窝的长度有关，而是与患者的年龄密切相关，失败者多见于小于18岁的年轻女患者。

阴道扩张术治疗的对象，通常选择由最短小的模具，再根据治疗进程逐步替换比较长且粗的模具，按照每日3次，每次20~30分钟，并鼓励患者持之以恒实现最大模具后即可达到性交要求（图5-33）。

B. 腹腔镜下改良Vecchietti阴道成形术：1965年Giueseppe Vecchietti首次提出使用与阴道扩张相接近的牵拉扩张方式，这种方式不需要使用移植材料，而且可以有效缩短治疗周期。通常采用外用的丙烯酸补片"olive"在阴道浅窝内连续性施加压力，在阴道可以成形后，使用外用丙烯酸材料，采用腹膜后的张力缝合的方式连接到下腹部。尽管最初的Vecchietti阴道成形术通过开腹操作，通过改良后现在采用微创的方式，以腹腔镜进行手术。

这种式首先是在腹腔镜下利用夏普结扎器（与托马斯针类似），穿入2号聚羟基乙酸缝线，经腹膜腔内的膀胱直肠间隙内穿过处女膜浅窝。缝线端连接一块2~3cm丙烯酸补片或支架（也可以连接橄榄状亚克力模具置于阴道外端浅窝）。再采用半圆弯曲结扎器从耻骨弓侧面的

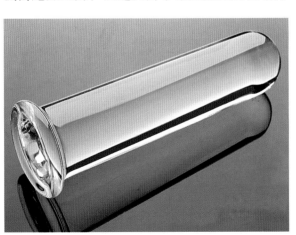
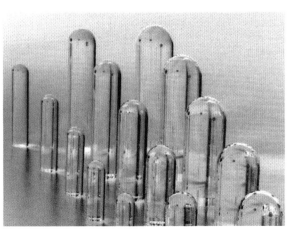

图5-33　阴道模具示意图

腹腔镜切口到膀胱子宫间的腹膜折叠处在后腹部打通隧道。利用腹腔镜把其线尾端与患者腹壁上设置的牵引装置链接，每天牵引 1~1.5cm，7~9 天后形成新生阴道。根据 Vecchietti 的报道，一项超过 500 名患者的临床随访，其中手术成功率为 100%，9 人出现并发症，包括 1 例膀胱瘘和 1 例直肠瘘。

C. Mcindoe 阴道成形术：治疗阴道发育不全的传统手术方式为造一个阴道间隙，随后放置一个阴道模具避免阴道狭窄。多种自身组织移植和合成材料被用来内衬在间隙里，在避免随后的阴道狭窄方面有不同程度的成功率。

D. 腹膜移植：利用腹膜形成新生的阴道空腔是由一个叫 Davydov 的俄罗斯妇产科医生普及的，1972 年在美国 Rothman 首次提出该术式。该术式先利用 McIndoe 阴道成形术创建空腔，切下腹膜覆盖新的阴道，在腹膜前后和侧边缝合，牵拉腹膜通过阴道间隙到阴道口，将腹膜边缘缝合到阴道口上皮细胞，闭合腹侧腹膜形成阴道顶端。

E. 肠代阴道成形术：通常取 10cm 左右的乙状结肠肠管，保持血管蒂张力较小。

（3）术后处理

A. 术后给予广谱抗生素预防感染。

B. 术后前 2 天要求流质饮食，2 天后半流质饮食。

C. 留置导尿管并给予降低肠道蠕动的药物。

D. 1 周内要再次回到手术室，小心移除模具。用温热的生理盐水灌注阴道腔内，仔细检查移植部位是否有坏死或潜在的血肿。再次插入一个软的模具，在接下来的 3 个月内除排便外均需使用模具在阴道腔内。

E. 6 个月内使用模具促进阴道成形。

第六章

女性生殖器微创整复术

➤➤ 第六章　女性生殖器微创整复术

第六章　女性生殖器微创整复术

一、玻尿酸阴道填充术

玻尿酸阴道填充术是用玻尿酸在阴道内壁黏膜下的注射填充，主要是通过阴道内壁黏膜下均匀注射填充，使阴道黏膜向阴道腔内膨出，缩小阴道空间，缓解松弛。这种治疗方式最大的优势是：治疗速度快、创伤低、恢复周期短、并发症少、无须皮试、无过敏等。最大的弊端是：维持时间短、有栓塞风险隐患。除了玻尿酸以外，胶原蛋白填充剂、童颜针填充剂等均可适用。

钟表方位治疗理念：

钟表方位治疗理念是将钟表指针走向环绕12个钟点刻度的方位用在外阴口、阴道内治疗的标志（图6-1）。通常是采取先填充完阴道内壁后，再填充外阴口的一种填充方式。根据外阴在外阴口环绕一圈进行点状填充。每个单点填充量约0.1~0.2mL（中、小分子玻尿酸），分别围绕：1、2、4、5、7、8、10、11点钟位置，每个单点约0.1mL，12、3、6、9点钟方位分别注射0.2mL左右。形成环形，单链或双链外阴口收紧。其目的和用意是缓解外阴口松弛。

阴道黏膜下填充术：

阴道黏膜下填充术，主要是针对阴道壁360°环绕进行填充。通常在黏膜下2mm左右，均匀点状环绕进行回抽无血后的退针注射。通

过高密环绕黏膜下填充注射，快速收紧阴道腔内空间，实现缩小阴道的作用。阴道内壁消毒后采用一次性扩阴器扩张，再进行竖线条索状逐步环绕进行注射，形成小黄豆粒大小皮丘即可，能收紧阴道黏膜内壁，达到缓解松弛的作用。

（1）适应证群体分析

A.阴道黏膜过于干涩、pH紊乱类群体。

B.轻、中度阴道松弛需要微调类群体。

C.需要增加阴道润泽度以及光滑度群体。

（2）禁忌证

A. 糖尿病、严重心肾疾病以及局部感染类群体。

B. 生理期、妊娠期、治疗期类群体。

C. 感染HIV、HPV、HSV类群体。

D. 局部组织腺体囊肿以及局部感染类群体。

E. 外阴皮肤癌病变类群体。

F. 正在使用抗凝类、凝血功能障碍类药物群体。

（3）阴道内壁玻尿酸填充

可参照第120页图6-13阴道黏膜下PRP治疗方式，进行黏膜壁下少量珍珠链状填充。这种治疗方式主要针对阴道干涩、pH破坏、敏感度降低的情况。

（4）术后注意事项

A. 1周内禁止性行为，避免填充局部摩擦。

B. 1周内禁止辛辣刺激性食物，禁止熬夜饮酒。

C. 1周内禁止熏蒸桑拿等一切高热活动。

D. 术后3天内注意观察是否有其他不适（疼痛加剧、坠胀感等）。

（5）阴道填充玻尿酸引发的悖论

玻尿酸在阴道的填充上，很多人持有不同意见。主要原因是：①玻尿酸填充后维持的时间和效果相对较短，通常只有4~6个月，最多不超过8个月。②玻尿酸术后部分人群因玻尿酸填充后的敏感度并无显著增加，反而部分人

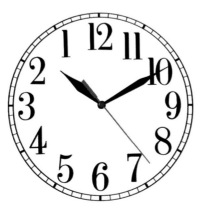

图6-1　钟表指针示意图

第六章　女性生殖器微创整复术

群敏感度降低。③玻尿酸注射填充由于术野相对受限无论回抽均有栓塞的风险概率。所以很多医生建议采用其他更加合适的手术方案进行替代。而笔者则认为玻尿酸填充收紧只是作为一种治疗的选择方案之一，并非唯一选择应用方式。所以我们可以根据个人要求进行合理搭配应用。

（6）常见术后并发症

A.局部注射血管栓塞形成组织坏死。

B.注射填充后性敏感度降低。

C.术后少有出现感染。

二、童颜针阴道填充术

童颜针阴道填充术主要指（聚乳酸／聚左旋乳酸）聚丙交酯在外阴口、阴道黏膜内壁、G点、大小阴唇局部的注射填充。通过局部注射（直径40~63μm）微球结构的聚乳酸（Sculptra塑然雅或舒颜萃），经过1~3个月注射填充的微球结构逐步被吸收，原有微球组织内逐步被生长的新生胶原所替代，并实现最终的2~3年的治疗疗效。这种治疗方式相对玻尿酸、胶原蛋白的注射填充疗效周期更长。最主要的区别是注射填充后1周左右肿胀消失，随之效果感觉也逐步消失，但是在经过1~3个月后局部生长再次呈现效果。所以这种治疗方式通常建议少量多次进行治疗。避免因注射不均出现生长过速或不匀称的现象。

在实际临床中，也有采用PRP配合成纤维细胞生长因子冻干粉进行阴道黏膜内的填充治疗，取得了不错的疗效。但是由于该产品没有明确规定应用于填充与组织内注射，所以各类治疗方案还需要时间验证和探索。在此我们不做详细介绍。

1）配制方法：以Sculptra塑然雅为例，每瓶含量为150mg固态微球粉末。在注射前提前12~24小时用无菌注射用水5mL加入小安瓿中充分溶解，注意避免空气进入。然后置放于常温或冰柜中，会形成一层悬浮于水中的微粒体。通过12~24小时的乳化过程后，水分子均匀包裹聚乳酸／聚左旋乳酸分子。所以在稀释时需要不含离子的无菌注射用水、不能进入空气，而非使用含Na^+和Cl^-的生理盐水。在操作前稀释液中可添加1mL左右2%的盐酸利多卡因。可以减轻治疗中的疼痛。由于乳化过程中微球不易均匀分布于水中，所以乳化后容易产生微球微沫黏附于瓶壁（图6-2）。该产品在使用时容易出现微球分布不均的现象（图6-3），所以对于医生的专业水平和操作技能要求非常高。

2）注射方法：充分摇匀乳化好的聚乳酸／聚左旋乳酸，避免抽入泡沫入注射器内。注射前遵守无菌操作。注射选取25G/50mm左右的钝头针，采用珍珠样微滴注射，每间隔5mm一个

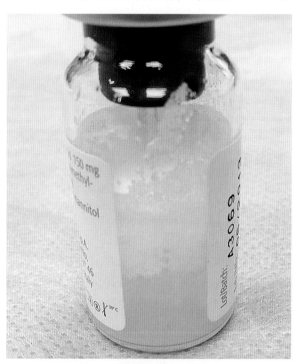

图6-2　童颜针乳化瓶壁黏附

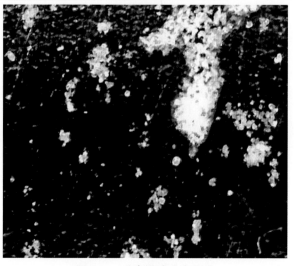

图6-3　乳糜微球分布不均

女性生殖器整形美容

点，每个点注射 0.1~0.2mL。在扩阴器的间隙中形成一条阴道壁内 5cm 左右长度的珍珠链条状 G 突点。在注射完一条完整的线条后再进行不同角度的第二条，直至整个阴道壁注射填充完毕，如同玻尿酸注射基本一致。

3）剂量标准：首次应用建议使用剂量为 150~300mg，乳化后的剂量为 6~12mL，避免一次使用过度。阴道内壁填充以及外阴口的填充，通常只适合轻、中度松弛，进行小范围的调整。

4）潜在风险：童颜针的作用原理是刺激局部肉芽增生，因此过度使用容易造成局部生长过度，形成结节凸起。所以控制用量、规范注射层次、选择好适应对象非常关键。由于注射血管内有造成栓塞的可能，因此操作时必须进行回抽，避免针对血管内的注射。

5）治疗周期：需要再次治疗的群体，通常要间隔 2~3 个月。每 2~4 次治疗为一个治疗周期，操作建议以少量多次的治疗为原则。所以操作前，提前告知患者，避免期望过高而引发失望。很多治疗上均采用 PRP 联合治疗，其效果加倍，安全系数更高。

6）特殊生长治疗理论："替代式生长"是童颜针较为特殊的治疗方式。通过蜂窝状的微球注射形成良好的物理空间占据，并形成局部刺激引起肿胀，实现即时性（1 周左右）的局部填充。再经水解酶溶解聚左旋乳酸，聚乳酸 / 聚左旋乳酸亦可被体内巨噬细胞吞噬，共聚合状态分子结构被破坏，然后逐步降解为二氧化碳与水分，在这个过程中同时刺激胶原蛋白的生长和肉芽肿反应，逐步形成纤维结缔组织，逐步包裹原有微球空间，从而实现黏膜下的纤维增生、增厚的作用。这种治疗不仅应用于真皮萎缩性瘢痕、痤疮坑的治疗，也用于局部脂肪萎缩、皮肤松弛下垂的治疗填充。

1. 阴道口黏膜下的填充

（1）适应证

A. 追求中、长效阴道松弛改善的群体。

B. 阴道黏膜过于干涩、pH 紊乱的群体。

C. 需要增加阴道润泽度以及光滑度群体。

D. 追求生活品质需增加敏感度的群体。

（2）禁忌证

A. 糖尿病、严重心肾疾病以及局部感染类群体。

B. 生理期、妊娠期、治疗期类群体。

C. 感染 HIV、HPV、HSV 类群体。

D. 局部组织腺体囊肿以及局部感染类群体。

E. 外阴皮肤癌病变类群体。

F. 正在使用抗凝类药物、凝血功能障碍类群体。

（3）外阴口黏膜下填充

外阴口 1cm 间距范围内，根据钟表方位，1、2、4、5、7、8、10、11 点钟方位，每个点各 0.2mL。在 12、3、6、9 点钟方位，每个点均匀给予 0.3~0.4mL。必要时可以根据处女膜缘给予适当丰润，增加外阴口美观（图 6-4）。

（4）操作注意事项

A. 每个点在黏膜下 2mm 左右，不宜太深。

B. 每点注射回抽无血后均匀注射，注意观察切勿注入血管内。

C. 先做阴道黏膜填充后，再做外阴口的丰润。

D. 扩阴器尽量使用小号操作，避免规格太大压迫局部而无回血。

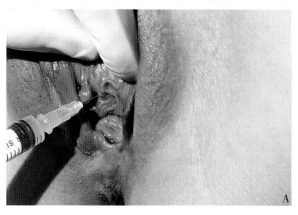

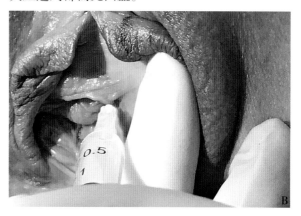

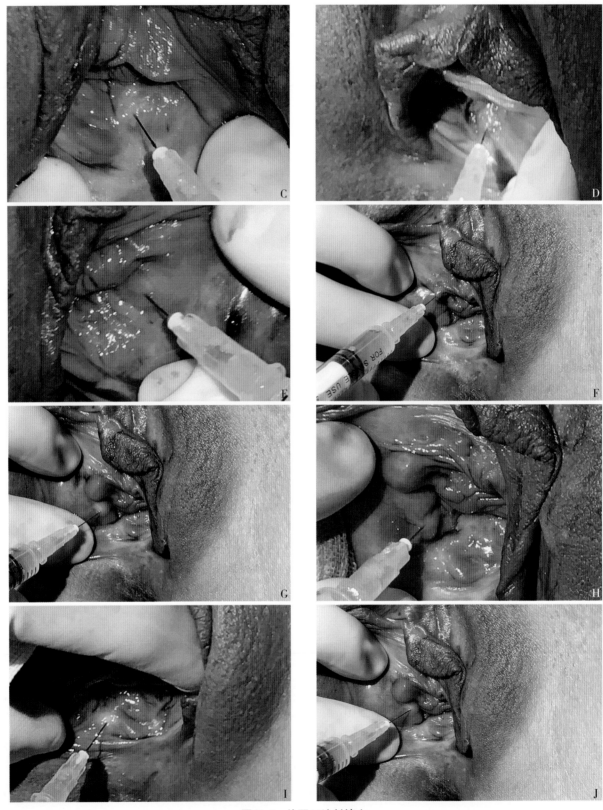

图6-4 外阴口注射填充

E. 操作后既可配合按摩凝胶进行按摩，也可使用专用工具。

F. 处女膜缘尽量少量注射，单点不超过0.1mL。

（5）常见术后并发症

A. 局部注射血管栓塞形成组织坏死。

B. 注射填充后性敏感度降低。

C. 术后组织填充生长效果不理想，收紧度不佳。

D. 术后少有感染的形成。

2. 阴道壁黏膜下的填充

阴道壁黏膜下的填充分为两种方式：

A. 阴道后壁黏膜下的注射填充，通常选择阴道黏膜下 2~3mm，从外阴口会阴横膈左右两端分别破皮后，隧道钝性针体分离至阴道后壁，并以自体脂肪或其他适合的填充物，回抽无回血后在阴道后壁左右共计使用自体脂肪剂量约为 10~20mL（图 6-5）。

B. 阴道黏膜下的填充注射，从阴道内壁自内向外在阴道壁黏膜下 2mm 左右，均匀珍珠链点状破皮，回抽无血后局部注射。通常建议采用自体 PRP 或玻尿酸、胶原蛋白等适合的填充剂。单点 0.1mL，珍珠间距 5mm 左右 / 点，阴道延伸深度 2~7cm，围绕一圈 360° 环绕注射，条索间距不超过 10mm。整个阴道内壁可以根据松弛度做 8~10 个环绕条索珍珠链。笔者比较偏好采用自体 PRP 的治疗方式，既可以修复重建阴道壁损伤黏膜与纤维组织，还能增加阴道壁的敏感度、湿润度、紧致度等（图6-6）。

（1）适应证

A. 追求中、长效阴道松弛改善的群体。

B. 阴道黏膜过于干涩、pH 紊乱的群体。

C. 需要增加阴道润泽度以及光滑度群体。

D. 追求生活品质需增加敏感度的群体。

（2）禁忌证

A. 糖尿病、严重心肾疾病以及局部感染类群体。

B. 生理期、妊娠期、治疗期类群体。

C. 感染 HIV、HPV、HSV 类群体。

D. 局部组织腺体囊肿以及局部感染类群体。

E. 外阴皮肤癌病变类群体。

F. 正在使用抗凝类药物、凝血功能障碍类群体。

（3）外阴口黏膜下填充

外阴口 1cm 间距范围内，根据钟表方位，1、2、4、5、7、8、10、11 点钟方位，每个点各 0.2mL。在 12、3、6、9 点钟方位，每个点均匀给予 0.3~0.4mL。必要时可以根据处女膜缘给予适当丰润，增加外阴口美观。

（4）操作注意事项

A. 每个点在黏膜下 2mm 左右，不宜入深。

B. 每点注射回抽无血后均匀注射，注意观察切勿注入血管内。

C. 先做阴道黏膜填充后，再做外阴口的丰润。

D. 扩阴器尽量使用小号操作，避免规格太大压迫局部而无回血。

E. 操作后既可配合按摩凝胶进行按摩，也可使用专用工具。

F. 处女膜缘尽量少量注射，单点不超过 0.1mL。

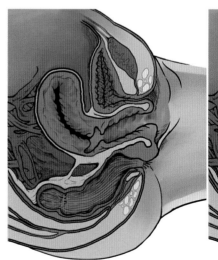
A. 阴道前壁脂肪填充前

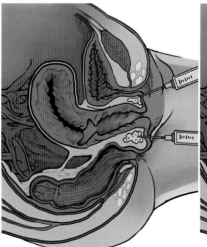
B. 阴道前壁自体脂肪填充

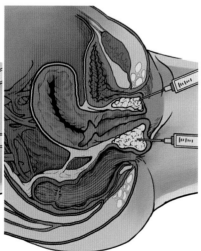
C. 阴道前壁自体脂肪填充后

图 6-5　阴道前壁自体脂肪填充

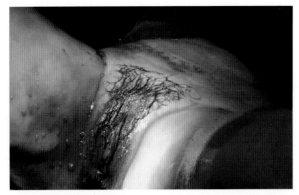

A. 私密消毒

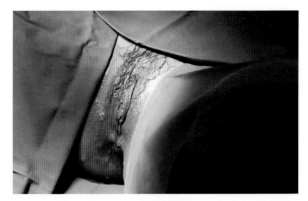

B. 私密铺巾

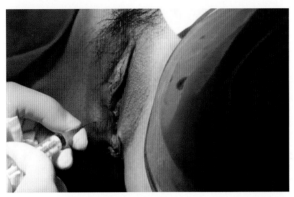

C. 破皮局麻

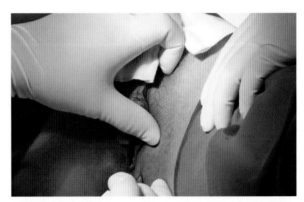

D. 破皮切口

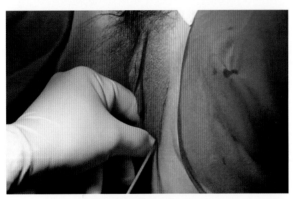

E. 阴道麻醉

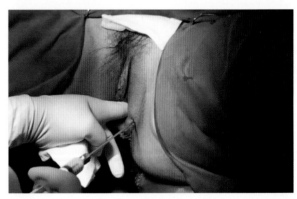

F. 内壁填充

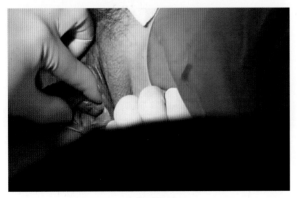

G. 术后检查

图 6-6　阴道黏膜下 PRP 注射填充

（5）童颜针阴道填充优势

A. 安全系数较高，且并发症相对较少见。

B. 操作简单、方便、快速，极少发生过敏。

C. 疗效时间周期长且非常稳定。

D. 适用范围广泛，也用于阴道敏感度增强。

E. 搭配自体 PRP 治疗效果加倍，且安全系数更高。

（6）常见术后并发症

A. 局部注射血管栓塞形成组织坏死。

B. 注射填充后性敏感度降低。

C. 术后组织填充生长效果不理想，收紧度不佳。

D. 术后少有感染的形成。

三、女性生殖器埋线应用

埋线在生殖器中的应用相对起步较晚，但是其发展的速度以及临床案例呈爆炸式增长。主要得益于埋置材料的安全性、功效性备受青睐，而最关键的是术后并发症几乎可以忽略。只要严格遵守无菌操作原则，规范操作流程，基本没有后顾之忧。所以近些年在多个部位的埋线应用也相应随着增加。从面部到身体、躯干、乳房、生殖器等，也从面部年轻化走向了中医基础理论的治疗，通过经络、穴位、筋结点、疼痛点的各种治疗手段，以循经埋置、穴位埋置、痛点埋置等治疗效果显著。不仅可以调节人体亚健康，还能治疗各种慢性病。面部年轻化则根据组织治疗理论进行皮肤、皮下脂肪、筋膜、真假性韧带、肌肉等治疗，均获得不错的治疗疗效。所以，埋线在生殖器中的应用也就逐步展开，并取得了不错的临床应用效果。

1. 生殖器埋线的优势

A. 操作简单便捷，安全系数高，并发症极少。

B. 应用操作适用范围广泛，无论是面部、身体还是生殖器均适用。

C. 功能性材料选择类别多，增加了适用的功能性。

D. 无栓塞、无排异、无中毒、极少过敏率，且并发症处理相当简单。

E. 埋线联合应用范围广泛，效果事半功倍。

F. 治疗后无结节、无肉芽增生，效果自然，阴道内壁敏感度高。

2. 埋线植入基础原理

埋线植入就是通过不同粗细、锐钝、不同长度、不同材质，进行不同部位的治疗方案。其中融入了中医基础理论、外科组织治疗理论、神经节治疗理论与自体免疫疗法等。不同规格植入创面不同，感受不同，恢复周期不同。所以生殖器治疗通常采用微创"29G/38mm"无痛针头进行阴阜、大阴唇的局部皮肤收紧，采用 PCL 材质进行表浅肤质美白。而阴道内壁的填充通常采用 25G/23G 的钝头针，液态填充线进行多股线的埋置，通常一次植入可以实现 8~16 根线体植入，由于针头为钝头，所以植入过程在分离后植入，层次精准，而且不容易出现因穿刺阴道皱襞而形成漏线。同时也可以在原有植入线体的隧道针进行 PRP 以及其他填充剂的联合应用，即方便快捷，又安全可靠。

1）组织治疗：根据不同性质材料植入不同组织部位后，产生不同的治疗效果。治疗组织层次由外向内分别是：真皮层、浅筋膜、皮下脂肪、真假性韧带、肌肉等。以常规 PPDO 材质植入为例，植入在真皮深部则呈加法，会增加真皮的组织胶原厚度。植入皮下脂肪内，脂肪出现不同程度萎缩，筋膜密度增加，所以脂肪内的植入是减法。而筋膜、真假性韧带内的植入，则能快速促进筋膜与韧带的密度增加，增加提升与紧致固定效果。横向植入肌肉纤维内，则能减少肌肉伸缩运动。所以不同的治疗组织层次就获得了不同的治疗效果。特别是配合 PLLA 生长类、PCL 美白填充类等材料，应用疗效则更加突出。

2）神经刺激：根据不同神经节中的线材植入，实现干预影响神经介质（neurohumour，又称神经递质）的传导。从而实现不同时间周期的治疗疗效。如：乙酰胆碱、儿茶酚胺、5- 羟色胺、氨基酸递质、多肽类神经活性物质等。正因为这种干预影响，可以实现埋置后不同时间范围周期的治疗疗效。如星状神经节、蝶腭神经节等治疗手段。

3）中医理论：根据中医基础理论中的阴阳五行学说、藏象学说、精气血津液学说、经络学说、体质学说、病因病机学说、防治原则等内容，辨别不同体质进行不同经络、穴位的线材埋置，实现不同疗效的治疗方案。

4）自体免疫：通过不同线体材质的植入，刺激谷丙转氨酶和谷草转氨酶的活性，激发自体应激反应的过程，增加免疫球蛋白的活性，增加自体免疫与抵抗力。

3. 女性生殖器埋线操作方法

最常见的女性生殖器埋线项目主要有：①外阴局部收紧埋置。②大阴唇局部美白埋置。③阴道黏膜下填充埋置。④外阴口锯齿线收紧埋置。⑤联合隧道填充埋置等。不同的适应证群体选择不同的材料以及埋置的方式。在临床应用上根据客户反馈意见，笔者比较偏向于外阴局部收紧埋置、阴道黏膜下填充埋置、联合隧道填充埋置，而不太喜欢采用锯齿线对外阴锯齿牵拉式的收紧。其最主要的原因是锯齿牵拉会形成即时性收紧作用。性生活中会出现疼痛、干涩、剐蹭等，严重影响性感受。

（1）外阴局部收紧埋线

1）术前准备：备皮、消毒、铺巾，并交代术中配合注意事项。

2）麻醉方式：表面麻膏（或）局部浸润（1%利多卡因配合肾上腺素 1∶100 000 单位）。

3）操作体位：截石位，两侧大腿分开。

4）设计方案：3mm×3mm 间距，井字格深浅两层布线（PPDO/38mm/29G/120 根）（图 6-7）。

5）操作步骤：

第一步：备皮消毒局部设计。

第二步：局部浸润麻醉（或）配合表面麻醉 50 分钟。

第三步：根据设计方案进行深浅两层埋置。

第四步：清创上药红霉素软膏，配合局部加压包扎。

6）术后处理：

A. 术后生理盐水清洁干净。

B. 使用抗生素软膏涂抹于创面。

C. 术后冰敷或加压，前两天加加压棉与穿紧身内裤。

7）临床经验：

A. 操作间距在 3mm 左右不宜过宽，植入数量宜多不宜少。

B. 脂肪层植入数量占整体用量的 60% 左右。

C. 术后 1 周后建议患者配合适当的力量按摩或震动，加强脂肪萎缩时间周期。

D. 如需局部美白则更换 PCL/PCLA 材料，在真皮中深部植入增亮肤色。

E. 如果阴阜脂肪确实太厚可以采用 17G 钝头抽脂针局部抽吸部分脂肪再植入。

（2）大阴唇皮肤收紧

采用微创无创方式收紧大阴唇皮肤比较多用，除 10600nm 二氧化碳点阵激光外，也可以采用埋线的方式进行局部收紧，这种治疗适用于比较年轻态人群，主要用于女性生殖器年轻化的衰老预防，对于比较严重松弛下垂者不建议采用这种治疗方式。基本治疗的器械以及工具见图 6-8。

1）术前准备：备皮、消毒、铺巾，并交代术中配合注意事项。

2）麻醉方式：表面麻膏（或）局部浸润（1%利多卡因配合肾上腺素 1∶100 000 单位）。

3）操作体位：截石位，两侧大腿分开。

4）设计方案：3mm×3mm 间距，菱形井字格浅层布线（PCL/PCLA/38mm/29G/160 根，两侧）。小线参照第五章大阴唇埋线紧致术。大线在外阴口大阴唇皮肤收紧则通常采用 1–0、0、1 号

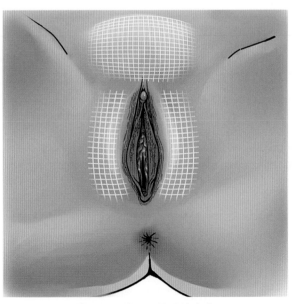

图 6-7　外阴埋线设计方案

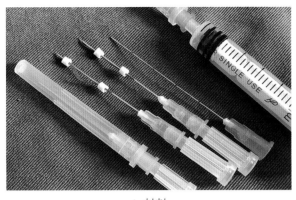
A.材料

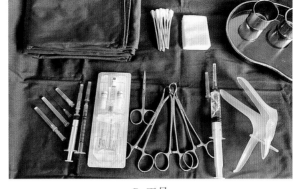
B.工具

图6-8　无创埋置填充材料和工具

3种规格，进行上下双向提拉向中心收紧，呈现大阴唇的突出弧度，增加大阴唇的美感。但是这种设计最致命的缺陷是维持时间相对较短，且自然度需要再2周后逐步恢复，且伴随有2~3周的同房时轻度大阴唇不适。

5）操作步骤：

第一步：备皮消毒局部设计。

第二步：局部浸润麻醉（或）配合表面麻醉50分钟。

第三步：根据设计方案进行深浅两层埋置。

第四步：清创上药红霉素软膏，配合局部加压包扎（图6-9）。

6）术后处理：

A. 术后生理盐水清洁干净。

B. 使用抗生素软膏涂抹于创面。

C. 采用无菌纱布4层折叠平铺于大阴唇两侧，并穿紧身内裤固定加压。

7）临床经验：

A. 埋置层次尽量表浅些，收紧效果更好。

B. 局部如有毛囊炎、HPV感染以及囊肿切

勿埋置。

C. 埋置层次不要进入前庭腺内，避免出现干燥现象。

D. 建议选用PCL表浅埋置，可以有效减轻色素沉着，增加皮肤美白度。

E. 可以适当隧道给予局部注射3~6mLPRP效果更佳。

F. 大阴唇皮肤敏感度非常高，所以治疗前最好采用表面麻膏敷涂后再进行浸润麻醉，必要时可以配合静脉给药，降低患者疼痛感。

（3）阴道黏膜下的填充

1）术前准备：备皮、消毒、铺巾，并交代术中配合注意事项。

2）麻醉方式：局部浸润（1%利多卡因配合肾上腺素1：200 000单位）。

3）操作体位：截石位，两侧大腿分开，抬高臀部，充分暴露阴部。

4）设计方案：钟表方位设计12个钟点方位（2、3、4、8、9、10点钟方位，每个点均匀2~3根液态填充线，12点钟、6点钟方位不予埋

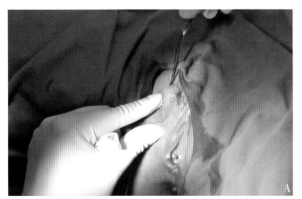

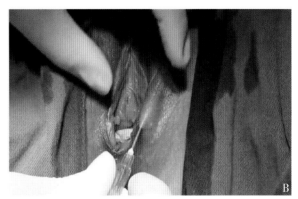

图6-9　大阴唇局部收紧设计

置，1、11、5、7点钟方位少量埋置1~2根/点），顺阴道空间延伸自外向内均匀布线。也可以根据实际情况进行阴道黏膜下的自体PRP以及生长类材质，进行隧道注射填充（图6-10）。填充时必须指腹压着针体触摸着针体向前埋入，避免线体太浅而顶出（图6-11），也有采用平滑线或螺旋线进行局部轻度阴道壁修饰（图6-12）。

5）操作步骤：

A. 局部均匀麻醉一圈，麻醉深度2.5~3cm。

B. 设计点位外阴口锐针破皮（处女膜外缘）。

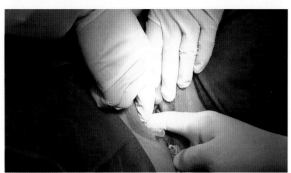
A. 阴道内壁液态填充

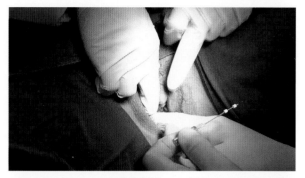
B. 单点填充3~4根

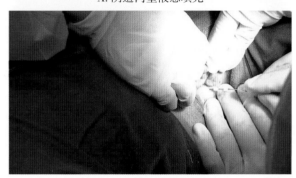
C. 时钟环绕填充

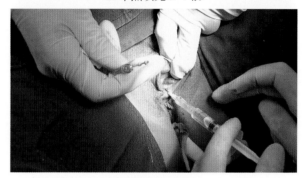
D. 局部隧道注射

图6-10 阴道黏膜下埋置方案（A~D）

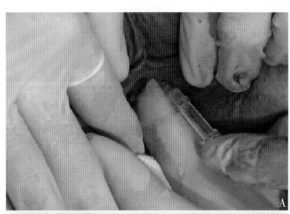
A

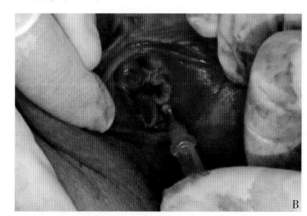
B

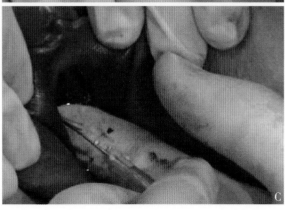
C

图6-11 液态填充阴道内壁

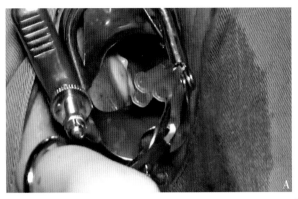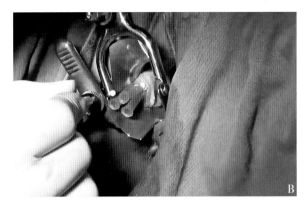

图 6-12 阴道黏膜下小线微调

C. 均匀将钝头针体中线体埋入每个设计的点位。

D. 埋入完成后对阴道黏膜壁进行扩阴，检查是否漏线。

6）术后处理：

A. 术后生理盐水清洁并冲洗干净。

B. 使用抗生素软膏涂抹于外阴口创面。

C. 阴道内塞入一次性医用无菌棉条，外口保留拉绳。

D. 术后 7 天少坐，多平躺。

7）临床经验：

A. 植入前可以采用 25G/50mm 钝头针进行隧道麻醉并通过肿胀打开埋置通道，方便植入。

B. 埋置线材的同时可以通过隧道针进行 PRP 联合注射（单点建议 0.5~1mL）。

C. 埋置过程不建议使用锐针进行埋置，顶线概率较高。

D. 液态填充线的埋置纵深 2.5~3cm，所以选择填充线实际线长为 2cm。

E. 少量多次的埋置，如果生长要求较高可配合 PLLA 材质填充线。

（4）埋线联合 PRP 治疗

在实际临床治疗中，很多医生喜欢添加少剂量的 BFGF（通常控制在 35 000~70 000 个单位），并配合 6mL 自体 PRP（或）自体血清稀释。稀释后联合线体材质进行联合应用，取得了不错的疗效，但是为了合法合规谨慎起见，建议采用 PRP 来进行少量多次的治疗。相反这种自体材质结合了埋线治疗之后的愈合与再生效果比较稳定，且持续的疗效时长也较为满意。埋线联合 PRP 治疗主要应用有 4 个部位：阴道外阴口、阴道内壁、阴道后壁、G 点。

1）适应证：

A. 无糖尿病、无阴道炎症、无严重心肾疾病以及局部感染类群体。

B. 非生理期、非妊娠期、非治疗期、非使用抗凝类药物类群体。

C. 轻度阴道松弛、子宫轻度脱垂、轻度尿失禁的微调类群体。

D. 需要增加阴道润泽度以及光滑度的群体。

E. 追求无创无痛生殖器收紧类、收紧体验类群体。

F. 追求中、长效阴道收紧治疗的群体。

2）联合治疗：

3）术前准备：PRP 制备抽取 6~10mL、备皮、消毒、铺巾，并交代术中配合注意事项。

4）麻醉方式：局部浸润（1% 利多卡因配合肾上腺素 1∶200 000 单位）。

5）操作体位：截石位，两侧大腿分开，抬高臀部，充分暴露阴部。

6）设计方案：钟表方位设计 12 个钟点方位（2、3、4、8、9、10 点钟方位，每个点均匀 2~3 根液态填充线并给予 0.5mLPRP 推注。12 点钟、6 点钟方位不予埋置线材，但可以适当增加 0.5mLPRP 推注。1、11、5、7 点钟方位少量埋置 1~2 根 / 点，同样可以增加 0.5~1mLPRP 推注），顺阴道空间延伸自外向内均匀布线（图 6-13）。

7）操作步骤：如上 "阴道黏膜下的 PRP 填充" 基本一致，只需在埋置后拔针前，顺隧道回针推注 PRP 即可，也可以选择不同规格长度的钝头针，进行埋置线材料后，顺应破皮点钝头针进入钝性分离后均匀回抽无血均匀注射。

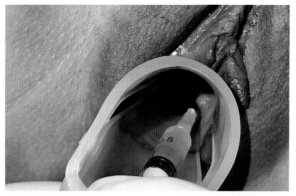

A. 阴道黏膜下 PRP 治疗 3 点钟方位

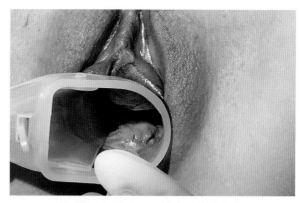

B. 阴道黏膜下 PRP 治疗 5 点钟方位

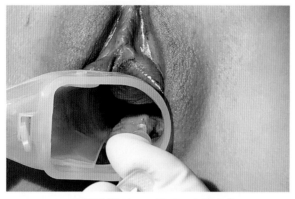

C. 阴道黏膜下 PRP 治疗 6 点钟方位

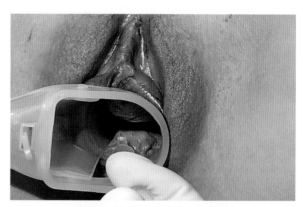

D. 阴道黏膜下 PRP 治疗 7 点钟方位

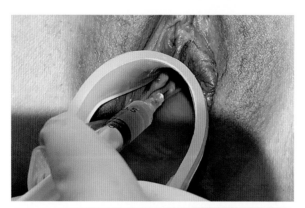

E. 阴道黏膜下 PRP 治疗 9 点钟方位

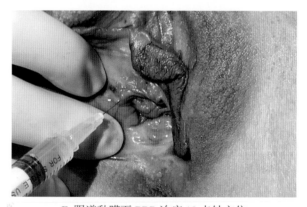

F. 阴道黏膜下 PRP 治疗 10 点钟方位

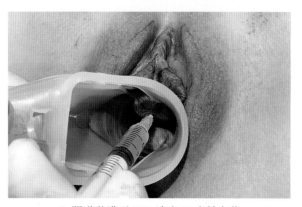

G. 阴道黏膜下 PRP 治疗 12 点钟方位

图 6-13 阴道黏膜下 PRP 治疗

8）术后处理：

A. 术后生理盐水清洁并冲洗干净。

B. 使用抗生素软膏涂抹于外阴口创面。

C. 阴道内塞入一次性医用无菌卫生棉条，外口保留拉绳，前3天每天1换。

D. 术后建议给予10~20分钟均匀力度的按摩，确保隧道注射均匀。

E. 术后7天少坐、少行走、少站立，多平躺。

9）临床经验：

A. 植入前可以采用25~18G/50~100mm钝头针进行隧道麻醉并通过肿胀打开埋置通道，方便植入。

B. PRP联合注射（单点建议0.5~1mL）不宜过多。

C. 埋置过程不建议使用锐针进行埋置，顶线概率较高。

D. 液态填充线的埋置纵深2.5~3cm，所以选择填充线实际线长为2cm。

E. 少量多次的埋置，如果生长要求较高可配合PLLA材质填充线。

F. 外阴口可以采用无痛针头适当增加剂量，以增加外阴口尺寸缩小，增加紧握感。

G. 部分人群在采用PRP治疗术后2小时左右会伴随一定程度不适，通常是因为注射局部填充的PRP内的白细胞的影响，所以术后需要观察2~4小时。

10）术后注意事项：

A. 1周内禁止性行为以及填充局部大力摩擦。

B. 1周内禁止辛辣刺激性食物，禁止熬夜饮酒。

C. 1周内禁止熏蒸、桑拿、泡浴高热活动。

D. 术后3天内注意观察是否有其他不适（漏线），如有发现请及时复诊。

11）常见埋线引发的并发症

A. 局部埋置后因漏线引发的局部感染。

B. 术后第一次同房可能出现偶发性疼痛，与埋置的层次有关。

C. 少有出现阴道干涩的现象。

四、弹力硅胶外阴收紧治疗

在美容外科中的弹力硅胶的应用，已经有比较长的历史，无论从安全性以及实际临床疗效都有不错的评价。在女性生殖器外阴口收紧的治疗中，确实因为操作简单便捷，疗效立竿见影广受医生们的青睐。

（1）弹性收紧的临床意义

A. 改善外阴口的松紧度，增加外阴口的突破感与紧握感。

B. 治疗中老年女性子宫Ⅱ度、Ⅲ度脱垂，创面更小收效更快，更加人性。

C. 改善两性性生活质量，增加阴道内的湿润度。

D. 治疗疗效持久，可以根据需求添加或者取出，方便快捷，增加治疗术式的选择。

E. 操作便捷，以非手术治疗实现中、长效手术疗效，减少恢复周期。

（2）适应证群体分析

A. 中老年女性子宫脱垂Ⅱ度、Ⅲ度的群体。

B. 追求中、长效阴道口收紧需求的群体。

C. 追求无创无痛生殖器收紧类、收紧体验类群体。

D. 需要增加阴道紧握感与性体验感受的群体。

E. 追求生活品质，改善外阴口形态类群体。

（3）禁忌证

A. 糖尿病、严重心肾疾病以及局部感染类群体。

B. 生理期、妊娠期、治疗期类群体。

C. 感染HIV、HPV、HSV类群体。

D. 局部组织腺体囊肿以及局部感染类群体。

E. 外阴皮肤癌病变类群体等。

F. 凝血功能障碍类群体。

（4）弹力硅胶埋置操作

1）术前准备：备皮、内外阴消毒、铺巾、了解所需规格尺寸设计、消毒材料备用。

2）麻醉方式：局部浸润（1%利多卡因配合肾上腺素1∶200 000单位）。

3）操作体位：截石位，两侧大腿分开抬高

臀部，充分暴露阴部，两位医助予以辅助配合。

4）设计方案：钟表方位设计，破皮点为（3点、9点钟方位）（图6-14）。

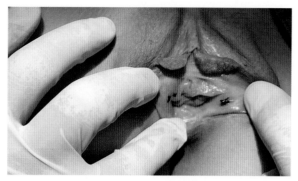

图6-14 弹力硅胶破皮点

通常设计可以拉伸小阴唇向外确保破皮点距离外阴口处女膜缘10mm左右。阴蒂头系韧带的牵拉确认具体位置，并设计埋线跨越尿道口，从阴蒂头系韧带下经过。

5）操作步骤：

第一步：术前弹力硅胶用酒精反复消毒清洗3次后，用生理盐水冲洗干净酒精，并采用硫酸庆大霉素注射液8~12万单位加地塞米松注射液2~4mg针筒内进行浸泡15分钟备用(图6-15）。

第二步：备皮、消毒、铺巾、外阴口设计并破皮。

第三步：导入钩左钩向下均匀导入（从A口入B口出），并保持外阴口黏膜下2~3mm深度。

第四步：插入鱼刺弹力硅胶线2颗齿，并将导针缓慢拔出，并带出鱼刺弹力硅胶线，完成半圈的埋置。

第五步：同孔导入钩右钩向上均匀导入（从A口入B口出），并保持黏膜下深度，经过阴蒂头系韧带下穿过并从B口出。同法穿线并导

线完成一圈设计。同理同法（从B口入从A口出）再次导针导线完成所需要的2~3圈的操作（图6-16）。

6）术后处理：

A. 术后生理盐水清洁并冲洗干净。

B. 使用抗生素软膏涂抹于外阴口创面。

C. 阴道内塞入一次性医用无菌卫生棉条，外口保留拉绳，前3天每天1换（或污染即换）。

D. 术后建议给予3~5天抗感染治疗，预防感染的发生。

E. 术后7天少坐，少行走，少站立多平躺。

F. 术后1个月禁止同房，如需同房前，建议先使用阴道凝胶做3~5天外阴口均匀力度按摩（具体按摩方式请参照医师指导）。

7）临床经验：

A. 在破皮点3点钟、9点钟方位向小阴唇外移10mm左右，避免线体太接近外阴口形成漏线。

B. 操作破皮点的导线一定要注意在同孔进同孔出，避免非同一孔内形成局部牵拉过度。

C. 初次操作一定要有耐心，可以缓慢进行操作避免操之过急而导致漏线。

D. 建议操作标准为2圈半左右，每做一圈扩阴放松一下弹力硅胶，确保每一圈的弹力一致。第二圈同样需要扩阴再次放松，避免因不同点位不同圈数中的拉力过度形成切割性漏线。

E. 建议选择较长的弹力硅胶线，通常在18~26cm之间的锯齿规格，可以做到2~3圈而保留足够的修剪长度，避免因线过短而造成收紧过度。

F. 外阴口收紧必须根据规格设计，避免因过度收紧而无法进入的现象产生。

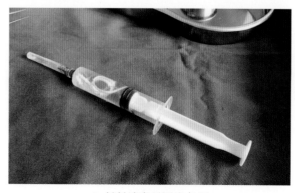

A.材料消毒后浸泡备用

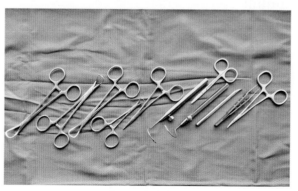

B.仿生韧带操作工具

图6-15 材料和器械

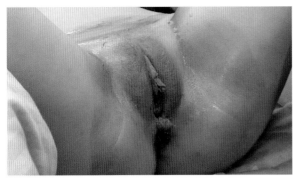

A. 私密内外消毒

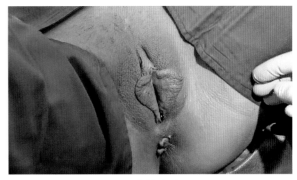

B. 私密铺巾检查

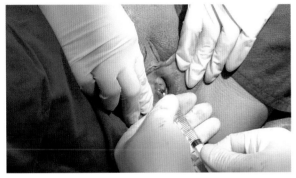

C. 局部浸润麻醉

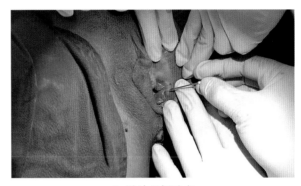

D. 设计左侧破皮

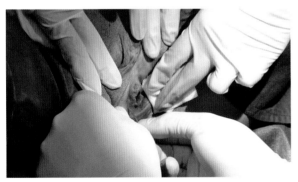

E. 设计右侧破皮

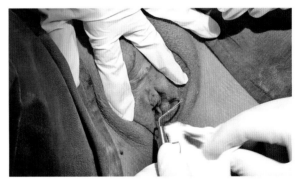

F. 导针半圈环入

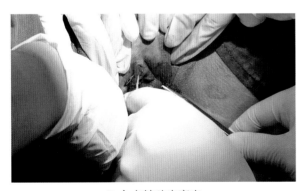

G. 九点钟破皮穿出

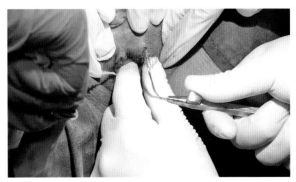

H. 插入韧带钩出

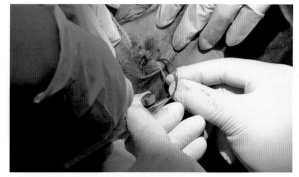

I. 换钩原点环入

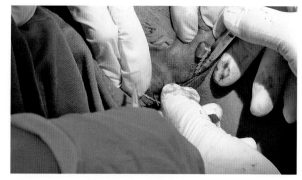

J. 插入韧带钩出

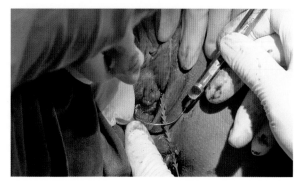

K. 反向同法环入

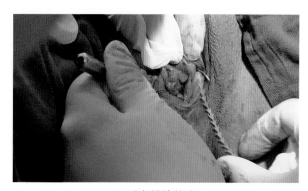

L. 反向导线钩出

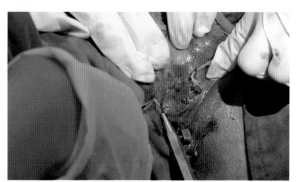

M. 插入韧带钩出

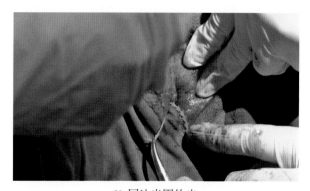

N. 同法半圈钩出

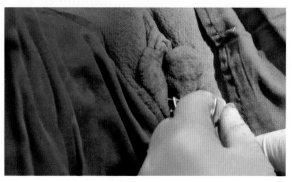

O. 修剪多余弹力硅胶

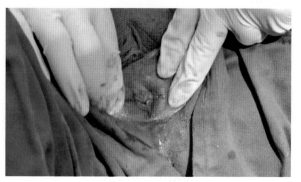

P. 藏入弹力硅胶

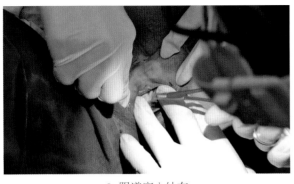

Q. 阴道塞入纱布

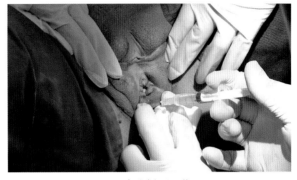

R. 冲洗创面上药

图 6-16　弹力硅胶操作过程

G. 老年无性生活群体，可以做弹力硅胶的无齿扣接，有性生活群体则不建议。

H. 手术操作中必须安排 2 位医助进行配合，节约手术时间。

I. 右手穿针与导线时，左右辅助抚摸黏膜厚度，确保均匀深度，如有不慎穿出或太浅，请回针重新继续找对层次以及厚度。

（5）术后注意事项

A. 4 周内禁止性行为以及对填充局部大力摩擦。

B. 1 周内禁止辛辣刺激性食物，禁止熬夜饮酒。

C. 1 周内禁止熏蒸、桑拿等高热活动。

D. 术后配合 3~5 天抗生素治疗预防局部感染。

E. 术后一次性无菌纱布（棉条）每天 1 换，连续 3 天，如有发现漏线请及时复诊。

（6）弹力硅胶引发的并发症

A. 最常见的并发症就是因埋置不当引发的漏线（图 6-17）。

B. 长时间的漏线形成的局部感染。

C. 埋置弹力硅胶的松紧度不均匀引发的局部切割漏出。

D. 术后第一次同房会有轻度疼痛与不适，

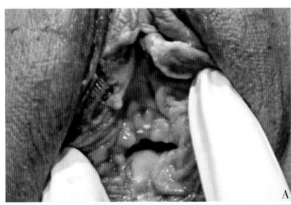

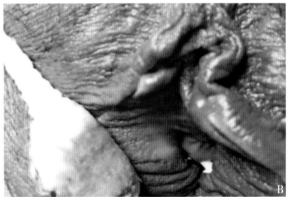

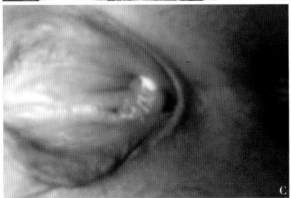

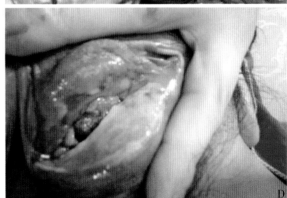

图 6-17　常见弹力硅胶漏线及感染

后期逐步恢复。

五、G点增大修复术

在进行G点增大以及敏感度治疗之前，首先要了解女性生殖器结构以及敏感点的分布，在前面的章节中有详细介绍了女性阴道内的G点、A点、U点这3个敏感点的详细分布以及其功能作用。

通过阴道内的"G"点增大向阴道内凸起，以增加摩擦刺激，从而实现增加性愉悦与性高潮的概率。我们把这种治疗方式称为"G点增大术"。

1. 女性性高潮与潮喷的概念

女性性高潮与性潮喷很多人并无完整的概念，也无法区分之间的生理现象。事实上性高潮与性潮喷之间最常见的区别是：在女性射精与女性喷液的区分之外，还有很多其他不同的生理表征。

（1）女性性高潮：

女性生理高潮（orgasm）就是性反应达到巅峰时的状态，又称性高潮。女子的性高潮是指在性交过程中，出现的阴道及骨盆肌肉不可控制的节律性收缩，约每隔0.8秒收缩一次，持续3~15次，随着这种收缩出现的特殊快感。

女性性高潮，一般具有多样性，一份有关936名已婚育龄妇女性高潮的调查分析显示，性高潮分8种常见的类型：阴道收缩型、周身暖流型、周身抖动型、电流通过型、嬉笑狂欢型、飘飘升空型、呻吟不安型、醉酒朦胧型。有的表现为双类型、三类型、四类型同时出现等。其中以双类、单类型为最多见，约占66%，且绝大多数（约占88%）在高潮中有紧抱对方的表现。当然，其中也有10%~12%的女性从未出现过高潮，约5%的女性只有快感而无高潮；约7%的女性既无快感，又无高潮。

生理特征表现：

A. 性高潮到来之前，有人身上部分皮肤会出现性红晕。这是由于血液重新分配，体内血液骤然流向体表，导致皮下浅表血管充血的结果。性红晕主要出现在颜面部、前胸部、乳房，其次全身皮肤也有可能出现充血现象。

B. 出现肌紧张。由于肌肉兴奋性增高，出现了全身部分肌肉的肌紧张，从不随意收缩到规律性收缩。在性高潮时，可出现肌肉痉挛样收缩，主要表现为手、足痉挛，颜面扭曲或身子扭动。

C. 呼吸、心率加快。由于中枢神经系统的兴奋，血压升高，肌肉收缩，有氧代谢的加快，对氧气的需求增加，以致呼吸、心率加快。性高潮时，呼吸次数可达40次/分，有时伴有有节奏的呻吟；心率增加到120次/分，有个别女性甚至高达150~160次/分。

D. 感觉发生变化。女性达到性高潮时，有人会出现意识模糊，视觉、听觉减退，甚至出现一时性晕厥；部分女性伴有味觉、嗅觉减退或消失。进入消退期时，才逐渐恢复正常。

E. 性高潮时女性阴道肌肉，尤其是阴道外口肌肉会发生明显的剧烈有力而令人愉快的收缩，对阴茎起明显的握固作用，这种收缩一般有3~15次，每隔0.8秒收缩一次，持续2~4秒，或更长，并带来高度的自身欢快。那些体质较好、未曾生育的妇女其阴道肌肉的收缩作用尤为明显。最后，女性的骨盆底会不自觉地抖动（尤其是阴道提肌和肛门括约肌），而与此相对这些肌肉会自觉地、有意识地出现节奏性收缩。紧接着子宫发生节律性收缩，从子宫底一直发展到子宫颈，其高潮阶段肌肉痉挛发生的次数较多，经历时间也较长。有人形容，此时像轻微触电一样，或者似有一股暖流从下身通向全身。

F. 乳房出现乳头勃起反应，乳房组织内肌纤维出现不随意收缩，血管充血，乳头竖起变硬。一旦达到性高潮，乳房皮肤红热，乳晕肿胀更为明显，当然，并不是所有女性都会出现以上表现。

（2）女性性潮喷

女性性潮喷并不等于性高潮。潮喷通常是通过U点、G点之间的超强刺激，让会阴部肌肉收缩刺激女性尿道周围的尿道腺、尿道旁腺、斯基恩氏腺、女性前列腺、尿道海绵体及G点海绵体组织。斯基恩氏腺是这些腺体里通向尿道的开口的两个之一，而其他的一般称作尿道腺以代替所有的上述腺体。除了尿道腺来的液体和膀胱来的尿液，这些液体也可以在肌肉突然收缩时从阴道口射出。在阴蒂没有被刺激的情况下，该区受压力刺激较易产生性高潮。U点与G点关联带，一般相当于一分硬币大小，它不是点，而是一个区域。手指进去，向上微弯，即能找到。该区域由复杂的血管、神经、尿道旁腺环绕腺管、膀胱颈组织构成，其构造与男性的前列腺相似。U点与G点围绕尿道自成一个领域，有个小孔道通向尿道，如果对U点加以一定的刺激，即呈皱襞状隆起，并产生弯曲，继续加以刺激，鼓起的组织内就会分泌少许液体，由小孔进入尿道中。这种现象，有报道认为是"潮喷"，有些报道持否定态度，认为那是尿液，是由于性刺激引起的肌肉痉挛将尿液挤出体外。

性高潮和性潮喷的区别见表6-1。

2. 性生活对女性健康的影响

性生活对于人类来说至关重要，传承了人类繁衍，润滑了人们的日常生活。而夫妻之间性生活占据了绝大部分，周期性的性生活对男女都有益处，尤其是针对女性更是大有益处。美国一项研讨表明，性生活少、经期没有养护子宫的女性，易患子宫疾病。每星期有两次以上性生活的人，免疫系统能得到强化，能够减少病菌感染。而每星期性生活次数3次以上的人，

比性生活少于3次的人，身体功能最少年轻8岁。此外性生活不规则或很少有性生活的女人，很容易患上疾病，最为多见的是子宫疾病。专家说明：性生活需消耗很多能量，加快身体新陈代谢，很多体内的废物被排出体外。更主要的是，性生活能够加快下腹部生殖器官的血液循环，保证子宫洁净清洁。相反，如果不能适度性生活，会构成子宫内血液循环不畅，然后化作瘀血，也会发展为子宫肌瘤及子宫囊肿等疾病。研究证明，已婚女人已经确诊有子宫肌瘤，性生活可作为一种辅佐治疗方法。

性生活对女性有五大好处：

1）减轻经期前的综合征：女性在月经前的5~7天内，流入骨盆的血液增加，有可能引起肿胀和痉挛，导致腹胀或腹痛。而性生活中的肌肉收缩运动，能促使血液加速流出骨盆区，进入血液总循环，而减轻骨盆压力，从而减轻腹部不适。

2）精液有助于女性阴道的消毒：实验证明精液中有一种抗菌物质——精液胞浆素，它能杀灭葡萄球菌、链球菌、肺炎球菌等致病菌。所以可以帮助女性生殖器免遭微生物的侵袭。长期没有性生活的女性，更容易患阴道炎，子宫内膜炎、输卵管炎等病症。

3）减少皮肤病的发生：皮肤血液循环不良，会导致粉刺、暗斑等皮肤病。而适度的性爱会加速血液循环、加速新陈代谢，让皮肤光洁细嫩，

表6-1 性高潮和性潮喷区别	
性高潮	**性潮喷**
1. 分泌物里所含的成分有前列腺素特异抗原	1. 水分、尿素和肌氨酸酐等，偶有前列腺素特异抗原
2. 分泌物为少量澄明、黏性液体在性高潮中溢出	2. 橙黄色无黏性液体，可多次大量呈喷射状
3. 阴蒂、G点、阴道等各个方面都可达到	3. 只发生于U点、G点连线之间的刺激
4. 性高潮时，阴道作用肌肉有不可控的节律性表现	4. 潮喷多发于生殖器浅层肌，收缩有可控性
5. 射精后，阴道肌肉节律收缩3~15秒	5. 非持续压力性喷射后并无节律收缩
6. 不因阴道任何方位压迫而影响性高潮射精	6. 尿道方位受压迫，影响潮喷喷出量
7. 首次性高潮射精量稍多，后期射精可以忽略	7. 可以多次喷出，甚至3~4次后仍有少量喷出
8. 性高潮时尿道口前庭并无外扩与喷射	8. 外尿道口、阴道前庭外扩，阴道前壁收缩
9. 性高潮中的性刺激并无尿急迫感	9. 性潮喷中的性刺激伴随着尿急迫感

拥有性高潮的女性并不一定拥有性潮喷，而性潮喷的女性也并不一定是获得了性高潮。而熟悉掌握U点与G点的应用，有一部分女性可以同时获得性高潮与性潮喷

并起到防治皮肤病的作用，还能美容养颜。

4）性爱可舒缓痛经：性生活时所释放的激素能松弛引起痛经的拉力。

5）性爱可以延寿、预防疾病：有证据显示婚姻美满的人较单身和离婚者更长寿，这与美满婚姻和性生活有很大的关系。不论生理上和心理上，性生活都有益健康。可以预防感冒：每周1~2次性生活会使提高身体免疫力的抗体——免疫球蛋白A增加1/3。还可以预防心脏疾病：每周3次性爱，心脏病与中风风险减半，虽然性爱诱发的心脏病死亡率不到1%。不过就像做任何运动一样，50岁以上、超重、身体不健康者的确在性生活中面临一定的发作风险。

3. G点对女性的重要性

1）长期能够获得性高潮、性潮喷的女性可有效减少子宫脱垂以及肛瘘等现象，主要归功于性高潮、性潮喷现象让会阴部的肌肉充分运动的结果。

2）若伴有射液的妇女，其阴道更加湿润，对增加性快感有助，更加有利于性健康。

3）能够射液的妇女的耻骨尾骨肌肉的收缩比不能射液的妇女要强得多。

4）熟练掌握G点的应用能够快速有效增加女性性高潮、性潮喷，增加女性性生活质量。

5）G点的存在，对提高妇女的性快感和促进性高潮的及早出现具有一定意义。性生活中采取女上位或后进位更有利于对G点的刺激。对女下位得不到快感的妇女采用该体位，可提高性快感

4. G点增大术适应证和禁忌证

（1）适应证

A. 需要增加阴道内壁敏感度，增加G点摩擦的群体。

B. 追求改善性生活质量，增加敏感体验度的群体。

C. 追求无创无痛G点改善的群体。

（2）禁忌证

A. 糖尿病、严重心肾疾病以及局部感染的群体。

B. 生理期、妊娠期、治疗期的群体。

C. 感染HIV、HPV、HSV的群体。

D. 局部组织腺体囊肿以及局部感染的群体。

E. 阴道内壁炎症或病变正在治疗等。

F. 正在接受抗凝类治疗，凝血功能障碍类群体。

5. G点增大治疗术方法

G点增大治疗术通常采用自体PRP进行G点区域范围内的填充，促进G点局部凸起增加摩擦增强性刺激与敏感度。这种治疗方式适用于外阴口、阴道内壁、G点注射、大小阴唇丰盈等。不仅有效解决其安全性（无组织栓塞、无迟敏、也解决了材料引发的排异与中毒现象），还有效解决了局部组织敏感度增加与组织生长可控性。如需实现快速治疗以及远期疗效，建议配合生殖器配方生长制剂，通过2~3次治疗实现最佳治疗疗效。可根据患者需求设计有关的疗程周期，通常2~3个月/次，2~3次为1个疗程。单纯的PRP分离后的治疗可以每个月1次，连续4次为1个疗程。

1）术前准备：备皮、消毒、铺巾，PRP制备并交代术中配合注意事项。

2）麻醉方式：局部浸润（1%利多卡因配合肾上腺素1∶100 000单位），耐受力好的可以应用丁卡因阴道凝胶。

3）操作体位：截石位，两侧大腿分开，抬高臀部便于充分暴露阴道术野。

4）设计方案：放射状均匀平铺呈5角硬币大小，深浅两层注射。

5）操作步骤：

第一步：扩阴器扩张阴道并找到G点位置。

第二步：局部扩张平整并进行G点区域位置注射填充。

第三步：调整扩阴器角度继续完成G点区域的凸型注射，最终实现G点突出点（图6-18）。

第四步：取出扩阴器，针对G点适当予以压力性均匀按摩3~5分钟。

6）术后处理：

A. 术后生理盐水清洁干净。

B. 局部按摩2~3分钟确保注射局部均匀覆盖，避免结节。

C. 使用抗生素软膏或阴道内抗感染凝胶涂抹于创面。

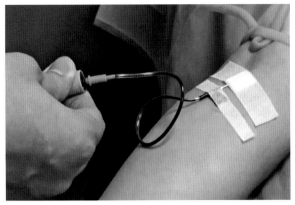

A. 抽血离心制备 PRP

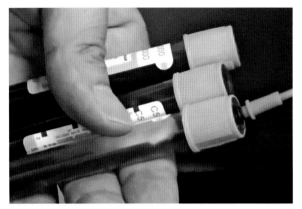

B. 准备适用计量

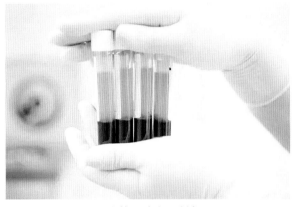

C. 自体血清离心制备

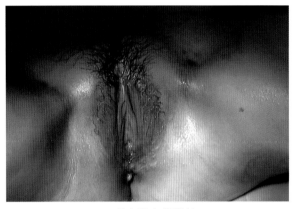

D. 私密处内外消毒

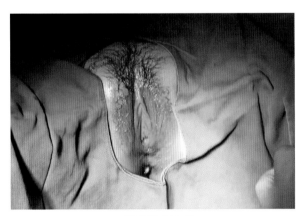

E. 消毒铺巾准备

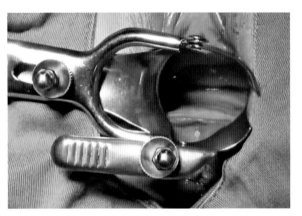

F. 找到 G 点位置

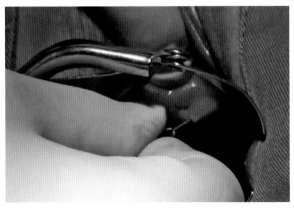

G. 麻醉破皮准备

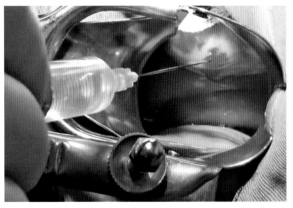

H. 局部麻醉填充

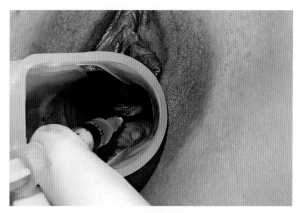

I. PRP G 点填充

图 6-18　G 点治疗操作过程

D. 给予一次性医用无菌卫生棉条塞入阴道。

7）临床经验：

A. 使用扩阴器扩张阴道后必须找准 G 点位置后，再进行治疗。

B. 可以适当调节针头弯度斜角呈 25°。

C. 必须采用少量多次，必要时可以采用钝头针做五角硬币区域范围的分离，再行注射。

D. 注射治疗结束后针对局部注射点按压 30 秒后再均匀按摩 3~5 分钟。

E. 必须做到均匀平铺少量，术后会轻微肿胀，也会影响术后评估。

F. 注意注射填充深度必须保持在黏膜下 2mm 左右，必要时通过扩阴器将皱襞扩平操作。

G. 初次操作不够熟练者可以采用多点注射，每个点在 0.3mL 左右回抽无血注射。

H. 建议使用 PRP 或者 PRP 配合生长类材质结合应用效果更佳。

I. 疗程间隔周期必须大于 1 个月、低于 3 个月，剂量标准不宜过量。

8）术后常见并发症：

A. 术后 4 周内局部感受性、敏感度下降。

B. 局部肿胀明显并伴有轻度尿急感。

C. 少有出现尿痛以及术后疼痛现象。

D. 部分群体出现治疗后敏感度并无明显改进，需要再次进行治疗。

E. 少有出现阴道黏膜内感染。

第七章
并发症预防与康复训练

➤➤ 第七章　并发症预防与康复训练

➤➤ **一、女性生殖器整形美容常见并发症**

1. 女性生殖器整形美容的特殊性

2. 女性生殖器整形美容常见并发症分类

3. 术后护理注意事项

➤➤ **二、如何防范并发症产生**

1. 无菌观念的重要性

2. 术后护理与个人防护

3. 定期复查

➤➤ **三、术后的康复训练计划**

1. 盆底肌加强训练计划

2. 辅助器械与工具训练

3. 敏感性增强训练计划

➤➤ **四、健康性生活的教育指导**

第七章 并发症预防与康复训练

一、女性生殖器整形美容常见并发症

1. 女性生殖器整形美容的特殊性

- 施术女性生殖器部位由于日常生活运动，局部摩擦频率较大，直立与下蹲排泄时生殖器环境压力指数较大，容易因创面运动、摩擦、起蹲而引发创面裂开以及继发性血肿的可能性。

- 由于女性生殖器整形美容手术区域需要承受明显的机械性张力，所以在手术操作时需要做好彻底分离减张，避免因为张力过度而形成缝合切割、创面再度裂开的可能性。

- 施术部位由于特殊的潮湿环境、腺体旺盛、排泄污染等特别容易形成创面污染，导致内外感染、腺体囊肿的可能性。

- 女性生殖器组织比较幼嫩，不适合粗暴以及过于粗的切口与缝线，避免因创面缝合形成锯齿形瘢痕、不平整的现象。

- 女性生殖器整形美容属于高度个人隐私，所以无论是咨询、技术操作、日常洗护、复诊检查均应特殊对待。

2. 女性生殖器整形美容常见并发症分类

女性生殖器整形美容常见并发症见表7-1。

3. 术后护理注意事项

术前必须保持与患者的充分沟通，让患者充分了解术前、术中、术后的过程，以及并发症的可能性。医生也将尽最大的努力满足患者的要求，按照患者期望值进行治疗。但术后难免有患者不满意或者没有实现患者的预期目标，应该与患者深入沟通确认是否需要再次手术的可能。术后不仅需要与患者深入沟通，并交代术后的恢复过程，术后护理注意细节，以及术后并发症的可能性等，还包括术后医嘱说明，并以书面文字交付于患者，同时根据患者的心理状态进行防范性沟通。

（1）术后医嘱说明

手术部位

A. 切口有延迟愈合与切口感染或形成瘢痕增生的可能性：由于患者本身体质不同，术后护理不当、运动或拉伸过度等，可能影响术后的愈合情况。我们通常会予以抗生素进行防范性治疗。通常患者不满意的是切口部位的瘢痕

表7-1 女性生殖器整形美容常见并发症

皮肤管理并发症	无创治疗并发症	外科手术并发症
1. 局部热灼伤	1. 注射填充物栓塞	1. 切口愈合不良
2. 色沉治疗加重	2. 阴道内填充生长过度	2. 感染
3. 局部色素脱失	3. 施术后G点感受降低	3. 血肿
4. 阴道内热过度挛缩	4. 填充后局部形成感染	4. 慢性疼痛
5. 毛发脱落不均	5. 敏感度降低	5. 切除不足
6. 紧致度治疗不理想	6. 阴道内外紧致度不足	6. 外观损容性
7. 严重灼伤后感染		7. 切口囊肿形成
		8. 黏膜瓣血运障碍
		9. 组织粘连
		10. 局部运动性障碍
		11. 性感受欠佳

形成或挛缩。大小阴唇、外阴部的美容手术中，切口恢复是手术成败的关键，所以需要注意创面的术后护理。

鱼刺弹力硅胶植入以及G点治疗：当患者术后出现走路障碍、低热、创伤部位红斑、压痛、骨痛等现象时，要立刻进行抗生素治疗，必要时取出弹力硅胶。

B. 创面出血、缝合开裂：凝血功能性障碍类患者应予以避免手术，大部分外阴手术出血量相对较少，操作中可以采用凝血器械与工具进行止血。但是创面切口出血量较大的可能性也不少见。通常造成出血现象是由于组织分离、切口损伤所导致。虽然局部浸润麻醉和电凝类设备可以减少手术出血，但本身凝血机制的检查必须在术前进行，并做好相关出血准备与药物防范。在女性生殖器手术操作过程中，本身出血量较低，基本可以通过手术结扎、缝合、电凝可以解决。术后的开裂现象比较少见，主要是由于运动拉伸不当所造成的，也有因缝合不到位可能引发手术缝合开裂，引发出血。所以必须严格按照规程做好缝合以及术后护理交代。

C. 术后出现疼痛、不适：通常是术后麻醉效力的消失，伴随而来会出现术后的疼痛。必要时可以给予消炎镇痛或局部麻醉阻滞的方式来减轻疼痛。也有因麻醉后使用抗生素、镇痛等产生的不良反应。所以需要提前做好既往过敏史与用药史的了解，并做好充分的防范性准备。

（2）患者心理预防

治疗不满意：美容性、功能性、生理性，是否需要再次手术的可能？我们治疗后需要对患者正确的恢复周期情况予以说明，并预防患者在心理上的焦虑。

术后恢复周期

A. 无创类恢复周期基本是在1~2周左右，2周后可以进行正常性生活。无特异性并发症者1个月是治疗后的最佳疗效观察期。

B. 微创类恢复周期基本在2周左右，4周后可以进行正常性生活。无特异性并发症者3个月功能性恢复基本正常。弹力硅胶类植入患者在初次同房时会有轻微疼痛，这种感觉在后期

逐步消失。4~6个月局部包膜形成后，基本无法触摸到弹力硅胶，局部收紧与正常组织无异。

C. 手术类恢复周期在6~8个月后可以恢复正常性生活，术后3个月内可能会出现手术局部的疼痛、不适、分泌物变化等。阴道功能性整形手术则恢复较为缓慢，术后即时性出现的功能好转通常是患者心理作用，而非手术本身的效果，手术后功能性恢复通常需要4~6个月甚至更久的时间。

以上恢复周期以及有可能出现的并发症症状，应该提前对患者予以说明和沟通，确保患者对整个恢复过程有明确的认知，并理解其恢复过程。

二、如何防范并发症产生

女性生殖器整形美容术中，相对无创与微创并发症较少见，也比较容易治疗和处理。但针对会阴部手术一旦出现并发症，治疗起来比较麻烦。所以并发症的处理都是预防大于治疗。不仅术前需要找对适应证群体，同时也需要全面检查患者各项身体指标。做好术前与患者之间深入的沟通交流，告知手术中各项并发症的可能性，并获得知情同意确认。手术中并发症的出现主要是以下几个方面的原因：①手术无菌过程与无菌观念重视不足。②对组织解剖功能作用以及层次的不够了解。③手术器械以及手术过程不够熟练。④术后护理不当出现的感染等多方面因素。

1. 无菌观念的重要性

无菌是手术操作的第一要求，参加手术的人员都要严格遵守操作规程和无菌原则，手术室做好术前物品准备，术中配合和监督，是手术成败的关键。手术室是无菌操作的场所，一切手术物品都要严格消毒灭菌，手术间认真准备清洁消毒，手术者的手认真刷洗，灭菌严格，每个环节都要严格无菌处理和精心准备，同时认真检查患者备皮是否合格，否则一律退回，以降低手术感染率。手术当中无菌操作是否严格是手术成败的重要条件，手术室每个环节都要严格无菌操作，不论是打手术包、使用无菌

持物钳、输血、输液、器械传递还是夹取一件小物品，都要严格执行无菌操作规程，无菌物品一旦污染立即更换，执行无菌操作是一个有关医德和人员素质问题。必须自觉遵守，物品污染后如不及时更换，将会造成手术感染、手术失败，给患者造成不必要的痛苦和经济损失，所以工作人员要有高度的事业心和责任感。对一些特异性感染和传染病手术，如气性坏疽、破伤风、乙肝等，更要认真细致，严格执行消毒隔离制度，全部使用一次性物品，用后及时处理，防止交叉感染。医护密切配合，无菌操作相互监督，手术当中工作态度严格认真，护理人员熟悉手术步骤，物品准备齐全，配合积极主动，尽量缩短手术时间从而减少手术感染机会，手术护士不仅自己严格无菌操作，还要监督手术医生及实习人员，手术间人数不能超标，参观手术不能离手术台太近，护士及时调节室温，及时为手术医生擦汗，防止汗液掉进手术野，对关键性手术底层要铺一次性塑料单，保持手术台干燥，手套破裂要及时更换，对头发、鼻子外露、指甲长等违背操作规程的现象及时指出，立即整改。

2. 术后护理与个人防护

1）一般护理：术前对患者进行盆底肌、会阴肌肉康复模拟训练，鼓励适度运动，注意保暖，避免受凉。保证充足的营养供给，注意饮食清淡与个人卫生。外阴手术术后 4 天后开始使用 40℃ 左右温热水 + 优碘进行排便后的坐浴，并保持坐浴后的手术创面干燥。创面切口处可以给予适当抗感染药膏进行局部涂抹，初期有组织渗液者可以采用干燥消毒粉剂。术后 4 周左右可以正常洗浴泡澡。

2）心理护理：患者常有不同程度的心理障碍，不仅给患者带来心理压力，而且会干扰手术与麻醉等医疗活动的顺利实施。因此，必须重视患者术前的心理护理。

3）术后护理

A. 采用全麻手术者术后至少保持 2 小时生命体征观察。

B. 麻醉术后 2 小时内无并发症者，可以下床适当活动，有助于术后的恢复。

C. 静脉麻醉术后禁食 2 小时，无异常者可以正常进行流质食物补充。

D. 手术部位注意观察避免出血和运动性裂开和疼痛。

E. 设置引流管的患者，应妥善固定，防止受压、扭曲、脱出。随时观察，准确记录引流液的量、性状、色泽变化，发现异常及时向值班医生汇报，并协助做出处理。术后观察排尿情况 4 小时，术后有严重疼痛或术中有涉及下尿路的操作时，导尿管拔出后用 B 超或一次性导尿管测定残余尿，残余尿量两次在 50mL 以内为正常。

F. 术后 4 小时通过触诊观察手术部位是否疼痛与出血。

G. 护理用药：消炎镇痛、抗生素预防感染（喹诺酮类、青霉素类、甲硝唑、头孢类、氨基糖苷类等）。

H. 体位的护理：如果使用硬膜外麻醉者，需要平卧 6 小时，生命体征平稳后，方可改为半卧位。静脉复合气管内插管麻醉者，在患者完全清醒、生命体征正常后可改为半卧位。

I. 术后并发症的预防及护理：术后严密监测患者体温、心率、呼吸、血压等生命体征变化，加强呼吸道护理是防止肺部并发症的有效措施，促使呼吸道痰液及时排出，减少肺部并发症。

J. 无创、微创术后观察 30 分钟即可，手术后应仔细观察 4~6 小时没有特殊不适可以出院。

3. 定期复查

1）无创类治疗：把握好无菌措施以及治疗过程，无须过度担忧术后并发症，只需与患者保持术后电话回访随时做好跟进，如有特殊情况再进行复查。

2）微创类治疗：通常在术后 1 周左右进行复查，检查术后愈合以及是否存在感染。并交代术后正确肌肉训练以及康复治疗的方法，并根据患者情况拟定相对应的康复训练计划，确保术后彻底改善患者治疗问题。

3）手术类治疗：在术后 1 周左右必须进行恢复后的复查，检查愈合情况并评估患者愈合满意度，确保患者没有感染的风险以及并发症的可能性。术后 4 周根据患者情况拟定相对应的康复训练计划，8~12周均需进行1次复查，确诊术后效果评估。

三、术后的康复训练计划

关于女性生殖器手术后的康复训练，是一个比较严谨、复杂而漫长的过程。通常需要配合长达3~6个月的盆底肌的强化训练，以增强肌肉力量以及盆底韧带强度，实现协调统一的功能机制。只有少数患者需要配合专用的辅助器械以及工具进行强化训练，改善专业性的功能需求，增加女性外阴括约肌收缩能力。而术后敏感度的增强是术后康复训练中最难的一部分，我们需要教育患者夫妻双方有关性知识、性技巧以及有关的敏感点的开发训练，必要时可以辅助以药品、工具、手法等给予增强敏感度。最后也需要给予患者正确的有关性健康的教育指导，避免人为的观念、知识、文化因素而导致治疗不能实现圆满的结果。接下来我们详细了解一些有关术后康复的详细内容。

1. 盆底肌加强训练计划

盆底肌的训练有助于会阴手术的康复、增加敏感度、强健肌肉力量等。而且盆底肌的训练适用群体相当广泛，无论是青少年还是中老年，无论是女性还是男性均可适用。针对女性健康盆底肌训练无论是有过生育的还是没有过生育的，无论是阴道松弛的还是未松弛的，无论是已经手术的或者还未手术的人群，均可采用盆底肌训练法，增强盆底韧带预防各种松弛、脱垂、改善敏感度以及性生活质量，增加盆底肌的协调配合能力。

（1）提肛运动的功效

经过媒体多年宣传，现代人大多都知道了提肛运动。"它能改善男性勃起，提高女性的性感知力，治疗便秘、尿失禁，还能延迟性欲衰退，但不是随时都能练。"

（2）提肛运动的缺点

严重便秘脱肛者，感觉下体疼痛、晚上频繁起夜的人，应在医生指导下进行放松训练，直到症状都消失后才开始提肛运动。不然，不仅是效果不明显，还会因为肌肉敏感性增加而

加剧症状。练习过程中若不适症状反复出现，也应暂停。

（3）14周盆底肌训练计划

1）第1~2周：包括3组动作，缓慢收缩并放松盆底肌肉，一收一放为一组，每组维持10秒，每天练习3次，每次10组；快速收放，每组2秒，每天练习3次，每次10组；尽可能久地收紧盆底肌肉，每天1次，每次10~30组（图7-1）。

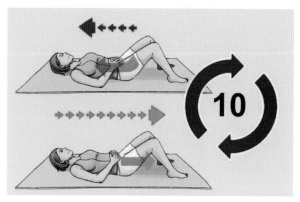

图7-1 盆底肌松紧训练

2）第3~6周：臀部向外转动；尽量将臀部往上提；扭胯，使之向一侧倾斜。以上3组动作每天练习1次，每次10~30下（图7-2）。

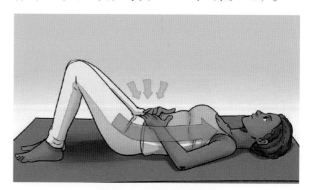

图7-2 臀部胯部训练

3）第7~10周：站立，缓慢收放盆底肌肉；站立，快速收放盆底肌肉；两腿分开，与肩同宽，缓慢收放盆底肌肉；两腿分开，相当于肩宽的两倍，缓慢收放盆底肌肉；在收放盆底肌肉的同时，完成起立、下蹲的动作。以上动作每天练习1次，每次5~10下。

4）第11~14周：提肛时小步跳跃；提肛时大步跳跃；提肛时大步冲刺跑。以上3组动作每天练习1次，每次10下。

产后盆底肌肉及其筋膜由于扩张而失去弹

力，而且常有部分肌纤维断裂。如果能够坚持运动，盆底肌肉可以恢复至接近孕前状态，否则就不能恢复原状。

（4）提肛运动具体方法

1）提肛运动法：像忍大便一样，将肛门向上提，然后放松，接着再往上提，一提一松，反复进行。

A. 平躺或双膝弯曲下进行训练。

B. 收缩臀部的肌肉向上提肛。

C. 紧闭尿道、阴道及肛门（它们同时受到骨盆底肌肉撑），此感觉如尿急，可以到厕所去进行闭尿的动作。

D. 保持骨盆底肌肉收缩5秒钟，然后慢慢地放松，5~10秒后，重复再收缩。运动的过程中照常呼吸，保持身体其他部分的放松。用手触摸腹部，如果腹部有紧缩的现象，表示运动错误。

E. 提肛运动需要循序渐进地练习，需要持之以恒地坚持，提肛运动的目的是锻炼和强化支撑膀胱、大肠的肌肉、伸张和收缩防止肛门失禁。正确和定期的锻炼能达到防治肛肠疾病、停止漏尿的效果。这项运动对促进性生活也有一定的帮助。

2）屈髋提肛运动法：仰卧床上，两腿交叉上提，屈曲髋部（使大腿尽量于腹部贴近），连做20~30次。屈髋时呼气，放松肛门，每天早晚各1次。

3）括约肌收缩法：采取坐位，有意识地收缩尿道、阴道、直肠括约肌，然后放松。如此反复50~100次，每日2~3遍。

4）排尿止尿法：在排尿过程中，有意识地收缩会阴部，中止排尿，然后放松会阴部肌肉，继续排尿。如此反复，直至将尿排空，每日2~3次。

5）床上训练法：仰卧床上，以头部和两足跟作为支点，抬高臀部，同时收缩会阴部肌肉，然后放下臀部，放松会阴部肌肉。如此反复20次，每日早晚各1遍。此运动可以增强腰、腹、臀、腿及盆腔肌肉，提高这些部位的肌肉及会阴部括约肌的功能。

6）放松呼吸：采取仰卧位，全身尽量放松，双手重叠于小腹，做腹式深呼吸，吸气时，腹部鼓起，呼气时，腹部凹陷。如此反复10~20次，每日2~3遍。

7）夹腿提肛：仰卧，双腿交叉，臀部及大腿用力夹紧，肛门逐渐用力上提，持续5秒钟左右，还原，可逐渐延长提肛的时间。重复10~20次，每日2~3遍。可以深呼吸与提肚配合进行。

8）仰卧屈腿挺身：仰卧屈膝，两足跟尽量靠近臀部，两臂平放体侧，以脚掌和肩部作支点，骨盆抬高，同时收缩肛门，持续5秒钟左右，还原。重复5~10次，每日2~3遍。

9）坐立提肛：先坐在床边，双足交叉，然后双手叉腰并起立，同时肛门收缩上提，持续5秒钟，再放松坐下。重复10~15次，每日2~3遍。

10）踮足收肛：采取站立位，双手叉腰，两脚交叉，踮起足尖，同时肛门上提，持续5秒钟，还原。重复10~15次，每日2~3遍。

以上介绍的几种方法，可根据个人的实际情况，选择做1~2种或2~3种即可，不必都做，关键是要持之以恒，坚持下去，一定会收到预防、康复、治疗的效果。

此外，还有一般的全身运动及肛门局部物理疗法，也能增强肛门括约肌的功能。全身运动如跑步或游泳，促使呼吸加快，吸气时肛门上升，呼气时肛门下降，一升一降必然带动肛门肌肉运动。利用一些物理疗法，如冷水、热水坐浴，通过冷或热的刺激，促使肛门直肠部肌肉收缩，可达到肛门运动的目的。如再加上坐浴时在肛周及骶尾下方长强穴做按摩，更能加强肛门括约肌的运动。

（5）盆底肌训练功效

1）提肛强会阴、治痔疮、增"性"趣：早在我国明朝就已流行的"养生十六宜"中，提倡人们"谷道宜常撮"，又称"气宜常提"。这里的"谷道"实际上是指肛门。中医学讲，中气宜升提，便是这个道理。

具体的动作是吸气时收腹、迅速收缩并升提肛门及会阴，停顿2~3秒，再缓慢放松呼气，反复10~15次。经常提肛门有助于升提阳气、通经活络、温煦五脏而益寿延年，并能防治脱肛、痔疮、阳痿、早泄、遗尿、尿频等疾病。

2）经常提肛可约束尿道，缓解尿失禁。尿失禁是很多成年妇女的烦恼，经常做提肛动作，可以增强骨盆底肌肉群的张力，加强尿道的阻抗力，减少膀胱肌肉的过动反应，使约束小便的机能得到恢复和加强。

经常提肛可以活血祛瘀，消除痔疮。痔疮是因肛门静脉曲张、血液回流不畅所引起的。提气缩肛时，对肛周静脉产生一个排挤作用，能使局部静脉回流畅通。尤其选择在呼气时收缩肛门，利用腹内压较低的压力，更有利肛门静脉血液的回流。

3）经常提肛可保护前列腺。男性中老年人的排尿障碍约有半数与前列腺肥大有关。提肛动作可使骨盆底的提肛肌、耻骨尾骨肌、尿道括约肌等肌肉，以及神经、血管，各器官组织之间循环代谢活跃起来，达到缓解前列腺肿大及炎症的作用，对改善排尿困难具有良效。

4）经常提肛能强壮会阴，提高"性趣"。中年妇女，尤其是经阴道生产的多产妇，胎头压迫可导致骨盆底和阴道肌肉松弛，产伤时阴道扩张或韧带裂伤会加重上述现象。经常提肛可以使整个骨盆底肌肉群变得坚韧，有利于生殖器官的血液供应，增强性感受能力，进而可提高夫妻性生活的质量，促进家庭和谐。

2. 辅助器械与工具训练

康复器械（仪器）主要是用于针对盆底功能障碍的非手术治疗。非手术治疗主要有盆底肌锻炼，生物反馈疗法及电刺激疗法，可以使受损伤的肌肉、神经得到真正的纠正，具有长期疗效。在欧美及日韩等发达国家和地区，已经普及了盆底肌肉评估、生物反馈训练和电刺激治疗，对产后42天的妇女常规进行盆底肌肉训练，从而大大地减少了盆腔器官脱垂以及尿失禁等盆底功能障碍性疾病的发生。同时，唤醒盆底的神经及肌肉，使阴道更好地恢复到紧缩状态，从而提高性生活的质量、快感及高潮。盆底评估与生物反馈训练疗法是通过引导表面肌电图和引导尿道收缩压的测定，反馈显示为肌电图或压力曲线，通过影响显示及声音提示，使患者更清楚、更直观地了解自身盆底肌功能状态，并参与到治疗当中。结合个体化电刺激

治疗，可唤醒、激活盆底肌，加快产后阴道及盆底肌张力和弹性的恢复，对预防和治疗产后阴道脱垂及松弛、尿失禁等盆底障碍性疾病有不错的效果（图7-3）。

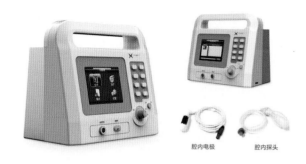

腔内电极　　　　腔内探头

图7-3　盆底康复治疗仪

辅助的康复工具主要以阴道哑铃（阴道重力锤）为主，阴道哑铃也叫作缩阴哑铃，阴道哑铃与我们使用的运动器材哑铃极其相似，由两个椭圆形小球组成，中间纤细的连接带极为强韧，这种精巧的设计加强了它在使用时振动的强度，能起到良好的缩阴作用，作为生产后女性恢复阴道弹性的专用产品，反复刺激下体肌肉群和骨盆，可以将松弛的阴道肌肉恢复如少女，充分提高性生活质量。

A. 部分通过改良的阴道哑铃添加了不同频率的震动模式，通过不同震动频率、强度、模式等，实现阴道收缩以及扩张的力量，让阴道由内而外自发性节律收缩，在增强紧握感的同时还可以增加刺激性感受，增加阴道内的分泌液，增加润滑程度。

B. 部分阴道哑铃添加了生物电流刺激，不同强度、不同频率的生物电流刺激肌肉与神经，迅速改善阴道黏膜、U点、G点、A点、肌肉与神经之间的协调配合度，增加敏感度强度开发训练。

C. 不同规格重量的阴道哑铃设计可以阶梯式的进行，通过不断增加阴道哑铃的重量（阴道重力锤），实现增加会阴部肌肉的力量强度，训练肌肉以及韧带的配合度、力度、紧握、吐纳的能力，这是其他设备所不能及的。

D. 不同规格大小的阴道哑铃，可以训练阴道大小空间的紧握度，直径可以是铅笔大小，也可以是乒乓球大小。规格先从大号开始训练，

逐步训练到小号，最终实现无论什么规格都能有合适的紧握度。

3. 敏感性增强训练计划

女性生殖器敏感性增强训练具备一定的针对性，而并非所有类型的群体都适合此种治疗方式。敏感增强训练的类型的群体分为：①敏感点还未被发现或未被开发的群体。②本身阴道松弛引发感受性不强。③生理需求与感情需求度不协调。④女性年龄因素激素水平下降导致敏感度低。⑤男性性知识以及性器官功能障碍等。不同类型的问题需要不同类型的对症，所以在治疗方式上也有所异同。

（1）敏感点还未被发现或未被开发的群体

检测中可以采用小规格震动类的成人用品为工具，由患者或医务工作人员对患者的阴道内的 A 点、G 点、U 点与阴蒂头进行局部刺激检测。如果因为涉及隐私以及照顾患者心理情绪，通常由患者根据医务人员的要求，进行不同程度的检测，确诊敏感点是否未被开发或还未找到自己的敏感点。通常需要让患者自行配合精选的成人影片给予刺激，以增强实际工具开发作用。确诊未被发现的可以通过阴道哑铃中的训练配合生物微电流刺激，每疗程进行4次，每周1次即可。

（2）阴道过度松弛引发感受性不强的群体

根据阴道松弛情况进行必要的调整，如轻、中度患者可以采用微创的方式进行治疗，但是针对重度松弛或侧切后的修复则需要采用手术的方式进行治疗。但是无论是哪种治疗方式，均需要采用阴道哑铃配合为期4~6个月治疗训练，通过肌肉训练才能从根本上解决患者真实需求，增加阴道本身的收缩能力以及增加敏感度、增加湿润度的作用。

（3）生理需求与感情需求度不协调的群体

这种类型的群体，问题的根本是感情接受度，如果一旦出现对某个人的厌恶感，通常很难性接受也就严重影响了性感受。所以通常这种类型的治疗方式还是需要从双方的沟通开始。除了培养双方的感情以外还需要通过心理医生辅导。以性教育、性幻想、性刺激对患者进行治疗。可以通过不同性刺激电影影片、成人用

品工具以及性幻想的疏导配合治疗。

（4）女性年龄因素导致激素水平下降群体

在女性过了更年期或疾病等因素，导致激素水平明显下降，从而出现阴道干涩、松弛、敏感度降低，需求度也有所下降。所以这种情况下除要配合日常的运动增强体质外，还要进行雌激素补充。日常生活摄取激素含量高的食物进行补充，如大豆（异黄酮类）、动物内脏、葛根、海参、牡蛎等，也可以适当配合淫羊藿、当归、山药等药材煲汤。

（5）男性性知识普及和男性性功能障碍的群体

女性敏感度低还有一个因素就是性伴侣的因素。如男性生殖器过于短小、疲软、勃起时间过短、阳痿早泄等，均很难让女性实现性兴奋、性敏感。特别男性本身条件差而且缺乏性知识的群体，就更难让性伴侣实现"性福"。通常这种类型的男性出于自卑心理，往往会有性逃避、性恐惧等行为，所以想要从根本上解决女性敏感度，必须让男性接受有关的治疗，并接受有关性知识的教育才能彻底解决。在有关报道中，有些丧失男性生殖器官功能的人同样可以让性伴侣获得性满足，所以从某种意义上来说性知识可以弥补性功能的不足。

四、健康性生活的教育指导

女性生殖器整形美容术后，健康的性生活教育与指导非常关键。由于治疗人群的知识水平以及社会人文各有差异，对性有着不同的理解和要求。如何树立健康的性知识、性技巧、性心理是治疗最后的工作。通常需要根据术前的调查情况，进行合理的性健康教育与指导。

（1）常见不正确的性行为

日常生活中有句这样的话"凡事有度，物无善恶，过自为灾"。手淫、自慰、成人用品、性刺激的影片等，这些方法与物件本身并无过错，但是如使用过度则会对身体、心理造成伤害。相反而有些过于冷淡以及性知识不足的人群，却是一剂良药。下面是一些不正确的性行为常见的类型：

1）自慰过度：自慰就是靠自己的能力来解决性胀满、宣泄性能量，满足自己对性的要求，并从性方面获得快感和慰藉。所以，自慰是正常的生理现象，人类的自慰现象广泛存在。但是过度自慰则容易对身体造成伤害，如女性性冷淡、男性阳痿早泄等。甚至有些会因为不洁的自慰方式，造成男女性生殖感染与其他疾病。

2）成人用品过度使用：成人用品通常指通过模仿男女生殖器结构生产设计的一种性用品。这种设计通过添加不同频率的震动、抖动、旋转、温感、生物电流刺激等，对男女生殖器自慰增加不同程度的刺激模式，实现性高潮与性满足。但是过度地使用性用品，不仅会造成敏感度降低，同时还会引发在后期的两性生活中，男女双方均无法实现夫妻性满足，而必须使用性用品来替代。其原因是性器具结构粗细、长度、频率越用越高，能量越用越大才能实现性满足。以至正常两性行为时根本无法实现性器具功能。

3）性刺激性幻想过度：长期通过视频、音频等各种途径进行过度的视觉性刺激，最容易引发性兴奋。长期压抑不能得到宣泄则容易造成心理与生理的疾病。而对于性冷淡以及性知识未被普及的人群，却能非常好的通过视频音频图文等，进行直观教育普及性知识。改善两性情趣与生活质量。

4）不洁性行为：是导致性病传播的主要途径，甚至危及生命危及家庭与社会。所以不洁性行为必须予以制止，如：涉毒、涉黄、嫖娼、淫乱、非正常性交等。

（2）正常性行为参考过程

A. 前戏（视觉、拥抱、亲吻、抚摸、爱抚、挑逗、器械等）。

B. 男性阴茎进入女性阴道。

C. 进行摩擦性动作，让性伙伴更加愉快、享受性爱的过程。

D. 引发性高潮（男性射精、女性阴道口节律性收缩，使男女双方同时伴有放电般的性快感和舒畅）。

E. 继续进行较缓慢的摩擦性动作（或者静止不动）来品味快感余波的享受。

F. 男性阴茎疲软退出女性阴道。

G. 擦拭双方生殖器上的分泌液。

H. 后戏（抚摸、亲吻、拥抱等）。

附　录

▶▶ 附　录

- ▶▶ 生活情况询问表

- ▶▶ 生殖器整形知情同意书

- ▶▶ 影像权使用协议

- ▶▶ 治疗前后影像对比图

- ▶▶ 患者隐私保护原则

- ▶▶ 基本信息档案表

- ▶▶ 备忘记录

- ▶▶ 回访跟进记录表

- ▶▶ 生殖器整形手术登记表

- ▶▶ 生殖器整形术后注意事项

- ▶▶ 性生活质量调查问卷

- ▶▶ 修复知情同意书

- ▶▶ 女性生殖器美学调查问卷

生活情况询问表

问询申明：为了更加方便您治疗和了解您现在的情况，彻底帮您解决问题。无论从程序上还是从医生的角度，我们都会对您所遇到的问题进行了解。当然所有今天的谈话我们会绝对保密，不会让其他人知道。如果您愿意，我们将本着负责的态度，聊一下您的情况，您看好吗？

职业：＿＿＿＿＿＿＿＿＿＿＿＿

病历编码：＿＿＿＿＿＿＿＿＿＿ 询问日期：＿＿＿＿＿＿＿＿＿＿ 询问人员：＿＿＿＿＿＿＿＿＿＿

一、基本诉求

A. 治疗目的：外阴美容□；增加敏感度□；收缩阴道□；外阴形状整复□；毛发管理□；颜色修正□；

　其他要求：

B. 治疗要求：1 周左右恢复□；2 周左右恢复□；1 个月左右恢复□；2~3 个月恢复□；能否接受医生指导建议的治疗方案□；期望恢复周期的原因：

C. 导致不满意的原因有哪些：

　其他说明：

二、婚姻状况

A. 婚姻状况：未婚□；已婚□；离婚□；准备再婚□；　有过　　次婚姻；　有　　个孩子；

B. 感情状态：感情和睦□；感情不和睦□；原因：

C. 家庭环境：

三、生理状态

A. 性生活状态：　　　　　　　　　　　　　　是否闭经：

B. 敏感程度：　　　　　　　　湿润度：　　　　　　　兴奋度：

C. 爱人性知识是否欠缺：

D. 是否有自慰习惯：□；是否有用成人性用品工具（有□/无□）；频率高□；频率低□；工具型号：

E. 是否知道自己的敏感点：知道□；不知道□

F. 你觉得你性伴侣生殖器：大□；中□；小□；硬度够□/不够□；长度够□/不够□；时间够□/不够□

四、不良生活经历（性）

A. 是否有过不愉快的性经历□；详细情况：

B. 其他说明：

五、建议检查与治疗

生殖器整形知情同意书

（外阴修复 / 阴道修复术 / 阴道成形术 / 会阴成形术 / 前庭重建术）

我已知晓手术风险以及并发症，并确认选择进行生殖器整形美容手术和（或）盆底修复手术。原因如下：
（患者：请用文字来描述）

_____

_____

治疗项目：

预约时间：

患者（　　　　　　）在接受医院方（　　　　　　　　）治疗前，已经知晓手术并发症以及恢复过程，而且充分了解手术项目治疗，并同意手术。若发生不可避免的术后并发症，医患双方将主动积极配合协调解决。

一、治疗术后恢复过程

1. 无创治疗通常需要 1 周左右恢复过程，前 3 天会有红肿热辣的感觉。术后 2 周避免同房或过热环境。

2. 微创治疗术后 2 周内不能同房，前 3~7 天会有轻微疼痛与不适。术后阴道分泌物会有些许改变。术后感受前期 1 个月内会有不适感为正常范畴。

3. 手术治疗通常需要 2 个月不能同房，术后 3 个月内可能有性交疼痛的可能性，在后期会逐步恢复。

4. 微创植入与手术治疗，术后必须接受连续 3~7 天的抗感染治疗，避免感染的产生。

5. 术后必须保持创面清洁，避免局部污染形成感染，术后通常根据情况有为期 1~4 周避免沾水。必要时采用医生指定消毒专用坐浴。

二、可能性并发症提示

1. 术后效果如果不满意，有再实施修复手术的可能性，其治疗费用由患者自行承担。

2. 术后切口恢复会有形成瘢痕、感染、缝合裂开、不对称的可能性，也可能有其他特异性问题产生。

3. 术后恢复周期内会持续一段时间的疼痛与不适，手术创面有可能出现延迟愈合的可能性。

4. 术后可能会有间接性出血、尿道、肛门损伤引发排尿不畅以及感染的可能性。

5. 术中麻醉可能会带来短期局部运动性障碍与感知障碍。

6. 无创治疗可能会出现红肿热痛、热损伤可能性。

7. 微创注射治疗、脂肪注射填充可能出现局部栓塞的可能性。

三、医患一致共同确认

1. 术前医患双方充分沟通，并表达术后并发症以及治疗各种可能性。医疗实施符合患者要求，手术方案适合患者治疗，患者是自愿接受治疗。如需修复或者其他治疗所产生的手术费用需要患者自己支付。

2. 医院方将积极防范所有并发症的可能性，患者也应当予以积极配合治疗，实现共同的治疗结果。

3. 本项目治疗将用于女性私密整形美容有关研究，进行非公开医学教育、教材、论文应用等。在手术过程中会有医生配合手术或医生手术观摩。

4. 以上内容我已详细阅读，并在此确认签字。

签字：　　　　　　　　　　日期：　　　　　　　　医生签字确认：

女性生殖器整形美容

影像权使用协议

甲方（患者）：

姓名：　　　　　　　身份证号：

乙方（医院方）：

甲乙双方就带有甲方影像的图片、底片或照片的使用达成协议如下：

一、甲方许可乙方拍摄的带有甲方影像的图片、底片或视频享有教学、教材、论文、学术类永久使用权。

二、乙方不得透露甲方影像人的姓名、电话、个人信息给任何第三方，并不得在有关教学、教材、论文、学术上出现甲方姓名、身份信息等。

三、乙方摄取的影像、图片、底片或照片不得用于营利性质的销售并从中盈利。

四、乙方不得或授权第三方将带有甲方影像的图片、底片或者照片改成毁谤、猥亵、淫秽或任何不道德的图文。

五、甲方许可乙方将此次拍摄的带有甲方影像的图片、底片或录像授予并许可乙方用于各种媒介下使用和出版，但所有图文和影像中不得出现甲方头像。

六、乙方需保护甲方的隐私权，未经甲方同意不得随意透露甲方的有关资料。

七、授权地域为全世界范围。

八、本协议中未规定的事宜，均遵照中华人民共和国有关法律、法规及规章执行。

九、在协议履行过程中，如果产生纠纷，双方应当首先通过协商解决。协商不成时，双方均可申请仲裁委员会仲裁，也可直接向有管辖权的人民法院提起诉讼。

十、本协议自双方签字之日起生效。

十一、其他需要明确的内容：

_____

_____

_____

_____

_____

_____

_____

甲方（签字）：　　　　　　　　　　乙方（签字）：

地址：　　　　　　　　　　　　　　地址：

电话：　　　　　　　　　　　　　　电话：

日期：　　　　　　　　　　　　　　日期：

治疗前后影像对比图

检查日期：　　　　　　　治疗项目：　　　　　　　　　　　　　主治医生：

备注说明：

复查日期：　　　　　　　恢复后期：　　　　　　　　　　　　　主治医生：

治疗感受：

患者隐私保护原则

为切实尊重和维护患者的合法权益，保护患者的隐私权，构建和谐医患关系，根据《医疗机构管理条例》《执业医师法》《侵权责任法》《护士管理办法》和《医疗事故处理条例》等相关法律法规，特制定本规定。

1. 患者具有的隐私权利以及医务人员在提供医疗服务过程中应遵守维护患者的隐私权。

2. 患者在医疗过程中，对由于医疗需要而提供的个人的各种秘密或隐私，有要求保密的权利。医务人员应严格保密，不随意向外人泄漏。

3. 患者有权对接受检查的环境要求具有合理的声音、形象方面的隐蔽性。由异性医务人员进行某些部位的体检治疗时，有权要求第三者在场。

4. 在进行涉及床边会诊、讨论时，可要求不让不涉及其医疗的人员参加，有权要求其病案只能由直接涉及其治疗或监督病案质量的人员翻阅。

5. 医务人员既是患者隐私权的义务实施者，同时是患者隐私的保护者。医务人员应为患者保守医疗秘密，实行保护性医疗，不泄露患者的隐私。

6. 医务人员应尊重患者的人格与权利，对待患者不分民族、性别、职业、地位、财产状况，应一视同仁。

7. 严格执行《侵权责任法》第六十二条规定：医疗机构及其医务人员应当对患者的隐私保密；《执业医师法》第 22 条规定：医师在执业活动中要关心、爱护、尊重患者，保护患者隐私；《护士管理办法》第 24 条规定：护士在执业中得悉就医者的隐私，不得泄露。

8. 为使患者的隐私得到切实保护，医务工作人员应当做到以下几点：

   A. 了解患者的民族、信仰、风俗、习惯、忌语，使其在不违反医疗、护理规定的原则下得到尊重。

   B. 医务人员未经患者本人或家属同意，不得私自向他人公开患者个人资料、病史、病程及诊疗过程资料。

   C. 医务人员要注意言谈中不得擅自议论患者及家属的隐私。

   D. 对特殊疾病的患者，医务人员床头交接时不应交接医疗诊断，应为患者保守秘密。

   E. 对异性患者实施隐私处置时，应有异性医护人员或家属陪伴。

   F. 危重症患者在更换被服、衣物、翻身时，应尽量减少暴露。

   G. 为患者处置时要拉帘或关闭治疗室的门或挂 "处置或检查中，请稍候"的提醒标牌。

   H. 医护人员进行暴露性治疗、护理、处置等操作时，应加以遮挡或避免无关人员探视。

   I. 对于院内或科室内安排的涉及患者隐私的参观、学习活动，应征得患者本人同意，并告之学习内容。

   J. 除实施医疗活动外，不得擅自查阅患者的病历，如因科研、教学需要查阅病历的，需经病案统计科同意，阅后应立即归还，不得泄露患者隐私。

   K. 单位集体体检涉及个人隐私相关材料一人一袋封存，直接交给体检单位领导。

   L. 凡是违反上述规定，引起患者及家属投诉，经查情况属实的，将报院纪委按相关规定进行处理。

基本信息档案表

姓名：　　　　　　　年龄：　　　　　　　职业：　　　　　　　病历编码：

一、病历检查 / 询问记录

A. 生育情况：　　　　　　　　　　　　　　　　B. 患者诉求：

C. 生理周期时间：　　　　　　　　平时生理周期比较规律□；不规律□；痛经□；闭经□；无月经□；

D. 性生活史说明：

二、过敏史问诊记录

是否有药物过敏史□（药物名称：　　　　　　　　　　　　　　　　） 食物过敏史□　花粉过敏史□

其他说明：　　　　　　　　　　　　　　　　　　　　　　抽烟□；喝酒□；吸毒□；

三、病历史问诊记录

是否有过重大疾病□ 或者手术□（　　　　　　　　　　　　　　） 大概时间：

手术并发症情况：切口愈合延迟□；出血□；切口感染□；瘢痕□；其他：

家族是否有过家族遗传疾病□

是否正在用药：是□；否□；正在使用的药物有：　　　　　　　　既往用药有：

四、术前检查诊断

术前检查：

会阴检查：阴蒂头□；阴蒂头包皮□；阴阜□；大阴唇□；小阴唇□；处女膜□；阴道口□；阴道内壁□；

存在问题说明：

建议选择方案：【　　　　　　　　】【　　　　　　　　】【　　　　　　　　】

　A. 血常规：□；正常□；不正常□；指标：

　B. 激素六项：□；正常□；不正常□；指标：

　C. 妇科检查：□；正常□；不正常□；指标：

　D. 肝功□ / 肾功□；正常□；不正常□；指标：

其他检查：

是否符合手术标准：符合□；不符合□；不符合标准原因：

记录人员：　　　　　　　　　　　　　　　　记录日期：

备 忘 记 录

患者避讳 / 术中隐患 / 精神状态 / 特殊检查 / 专家会诊 / 重要提示

记录人：　　　　　日期：

回访跟进记录表

姓名：　　　　　　手术时间：　　　　　　出院时间：　　　　　　病历编码：□□□□□□

围术期内记录		
术后周期	换药 / 回访	情况说明
第 1 天		
第 2 天		
第 3 天		
第 4 天		
第 5 天		
第 6 天		
第 7 天		
第 15 天		
1 个月后		
3 个月后		

患者术后评价：

术后影像摄取图文：

登记人员：　　　　　　摄像：　　　　　　摄像日期：

女性生殖器整形美容

150

生殖器整形手术登记表

姓名：　　　　年龄：　　　　　病历编码：

一、术前问诊记录

A. 过敏史记录：

　　是否有药物过敏史□（药物名称：　　　　　　　）食物过敏史□　花粉过敏史□

B. 病历史记录：

　　是否有过重大疾病□ 或者手术□（　　　　　　）大概时间：

　　家族是否有过家族遗传疾病□

C. 术前初步诊断

　　会阴检查：阴蒂头□；阴蒂头包皮□；阴阜□；大阴唇□；小阴唇□；处女膜□；阴道口□；阴道内壁□；

　　存在问题说明：

　　建议选择方案：【　　　　　　　】【　　　　　　　　】【　　　　　　　　】

二、查体相关记录

A. 血常规：□；正常□；不正常□；指标：

B. 激素六项：□；正常□；不正常□；指标：

C. 妇科检查：□；正常□；不正常□；指标：

D. 肝功□/肾功□：正常□；不正常□；指标：

其他检查：

是否符合手术标准：符合□；不符合□；不符合标准原因：

三、手术安排时间

四、手术现场记录

麻醉方式：A、局麻（浸润）□；B、区域阻滞□；C、全麻方式□；项目选择请打"√"，并在下面说明。

药品名称：

静脉注射：

使用剂量：

输液量/尿量数据：

术中情况观察记录：

五、手术后注意事项

复查安排时间：

术后注意事项（医嘱）：

1. 禁食辛辣刺激性食物。术后抗感染治疗（　）天。

2. 康复前期（　）天会阴部禁止沾水避免污染。

3. 禁止同房与剧烈运动、熏蒸、桑拿等高热活动时间（　）天。其他：

术者签字：　　　　　　助理医生：　　　　　　麻醉医生：（签字）

操作日期：

生殖器整形术后注意事项

一、术后护理

1. 无创微创可根据情况进行术后 3 天的冰敷加压，特别是术后的 3 小时内，能够有效预防血肿的形成。

2. 手术术后有开放性创面的，1 周内不能沾水，4 周内不可以熏蒸、桑拿以及剧烈运动。

3. 手术术后洗护采用消毒溶液进行盆浴洗护，每天便后洗护 1 次，每天 2~3 次。

4. 手术术后渗液建议采取粉末状药物进行消炎，并保持创面干燥。

5. 无创术后局部前 3 天不能热敷只能冰敷，并尽量减少局部摩擦。

6. 微创与手术治疗后前 3~7 天必须进行抗生素治疗，预防局部创面感染。

7. 术后两周内禁止辛辣刺激性食物、禁止剧烈运动、禁止体力活动、禁止熬夜等。

8. 会阴手术类患者局部创面清洁以及淋浴、坐浴则按照医生指导进行。

二、术后用药

1. 术后可以正常服用消脱止，连续 3 天，每天 3 次 /4 粒，减少术后出血，增加愈合速度。

2. 无创术后无须用药，也不影响正常上下班以及性生活。

3. 微创注射填充，前 3 天内需要给予口服抗生素或消肿化瘀类药物。

4. 微创植入弹力硅胶则需要进行 3 天的抗生素治疗，避免创面感染。

5. 手术治疗术后必须给予 3~5 天抗感染治疗，术后 7 天给予拆线，并做好创面防感染。

6. 术后出现疼痛者，前 3 天可给予止痛药镇痛。

7. 会阴手术排便不畅可在医生指导下使用番泻叶以及其他通便药物，避免腹压升高引起会阴再度裂伤。

三、术后康复

1. 术后肌肉运动康复训练从 3 周后开始，并持续性进行 3~6 个月训练。

2. 术后功能性恢复从第 3 周后根据恢复状况进行敏感性训练。

3. 术后 4 周后可以在医生指导下进行同房，并注意姿体搭配。

四、术后复查

1. 无创治疗术后 1 周后复查：无特异者无须复查。

2. 微创注射填充类治疗术后 1 周后必须接受复查。

3. 微创植入类治疗术后：3 天、7 天、15 天、30 天，分阶段性进行复查，并确认康复情况。

4. 手术治疗：1 天、3 天、7 天、15 天、30 天均需接受复查。

5. 需要留观住院的患者，按照医院要求住院观察 7 天。

6. 术后第一次同房后必须注意观察。

五、术后不适及时就医说明

1. 开始发热或寒战。

2. 排便不畅或持续剧烈疼痛。

3. 手术局部疼痛加剧并伴有放射性疼痛。

4. 创面局部渗液明显感染或异味严重。

5. 局部麻木或红肿热痛。

6. 创面裂开渗血严重。

7. 运动性撕裂或其他问题等。

性生活质量调查问卷

姓名：　　　　年龄：　　　职业：　　　　　　工作状态：

男伴年龄：　　　　每周性交频率：　　次　　射精时间：　　分钟　　勃起状态：硬□ 软□

一、性欲望方面

1. 每次性生活我会有些恐惧感　　　　　　　　　　　　　　　　　　是□ 否□

2. 如果能不过性生活，我觉得会更好　　　　　　　　　　　　　　　是□ 否□

3. 现在我对性生活没有太大兴趣，而且明显不如从前　　　　　　　　是□ 否□

4. 在性生活过程中我有过不愉快经历　　　　　　　　　　　　　　　是□ 否□

5. 每次性生活我会觉得很压抑很被动　　　　　　　　　　　　　　　是□ 否□

6. 我觉得有没有性生活都无所谓　　　　　　　　　　　　　　　　　是□ 否□

7. 在性爱过程中我的敏感度很差，基本没有感觉　　　　　　　　　　是□ 否□

8. 在性爱过程中我基本没有性幻想　　　　　　　　　　　　　　　　是□ 否□

9. 现在我基本没有性主动的欲望，也没有性要求　　　　　　　　　　是□ 否□

10. 在性幻想中的心仪男士，你是否会更加有"性趣"　　　　　　　　是□ 否□

二、性感受方面

1. 性生活时阴道干涩，很不舒服　　　　　　　　　　　　　　　　　是□ 否□

2. 性交插入时有疼痛感　　　　　　　　　　　　　　　　　　　　　是□ 否□

3. 性生活过程中阴道潮湿，但是很疼痛　　　　　　　　　　　　　　是□ 否□

4. 性生活时阴道太过狭窄难以插入　　　　　　　　　　　　　　　　是□ 否□

5. 整个性交过程均难以兴奋起来　　　　　　　　　　　　　　　　　是□ 否□

6. 性交过程中会漏气，感觉像排气一样，马上失去兴趣　　　　　　　是□ 否□

7. 我感觉在性愉悦刺激的情况下，阴道分泌物很少依然不够湿润　　　是□ 否□

8. 在性爱方面我更加喜欢自慰的感受　　　　　　　　　　　　　　　是□ 否□

9. 性交过程中男伴阴茎总容易脱出阴道　　　　　　　　　　　　　　是□ 否□

10. 刺激阴蒂感受比刺激阴道感受会更加明显，更加容易性高潮　　　是□ 否□

三、性高潮方面

1. 我平时性生活从来没有过性高潮　　　　　　　　　　　　　　　　是□ 否□

2. 性生活过程中我总会阴道痉挛（抽搐），而无法性高潮　　　　　　是□ 否□

3. 我曾经有过性高潮，但是现在没有性高潮　　　　　　　　　　　　是□ 否□

4. 我只有性愉悦，没有性高潮　　　　　　　　　　　　　　　　　　是□ 否□

5. 我既没有性愉悦也没有性高潮　　　　　　　　　　　　　　　　　是□ 否□

四、性知识方面

1. 我不太了解自己的敏感点　　　　　　　　　　　　　　　　　　　是□ 否□

2. 我不太熟悉性交的各种姿势体位　　　　　　　　　　　　　　　　是□ 否□

3. 我觉得我的性伴侣不太懂得性技巧和性知识　　　　　　　　　　　是□ 否□

4. 我不太喜欢阅读有关性爱的文章以及观看视频等　　　　　　　　　是□ 否□

五、其他方面

1. 现在的性伴侣并不是自己喜欢的类型　　　　　　　　　　　　　　是□ 否□

2. 可能我个人方面在情志上有些抑郁　　　　　　　　　　　　　　　是□ 否□

3. 我觉得性伴侣在外面有其他女人，所以没有"性趣"　　　　　　　是□ 否□

4. 我觉得我性伴侣不健康，生殖功能比较差　　　　　　　　　　　　是□ 否□

5. 我的性伴侣对我治疗的比较　　　　反感□ 不接受□ 不配合□ 愿意配合□ 挺支持□

修复知情同意书

本人：_____

希望能够接受 _____ 医生，进行"_____"私密修复性治疗，主要因为其了解我个人的病情以及需求。同时（还有：_____

_____

_____

_____

_____ 的原因）。

我已经了解有关术后修复的并发症的可能性，以及不对称的可能性。我也将全力配合医生的治疗与康复。

主要风险包含：感染、异常出血、缝线裂开、血肿、不能达到我预期结果的可能性，以及其他不常见并发症。

我同意遵守医院相关规章制度，努力按照 _____ 医生的嘱咐，并绝对配合医生的治疗与手术康复。并同意支付有关修复治疗的有关费用。并确认医生对于我个人的手术治疗结果不承担任何法律责任。

患者：　　　　　　　日期：　　　　　　　医生：

女性生殖器美学调查问卷

女性生殖器美学调查问卷，根据个人喜欢的类型图文进行区分选择，本问卷为不记名医学普查，不涉及个人隐私权益。

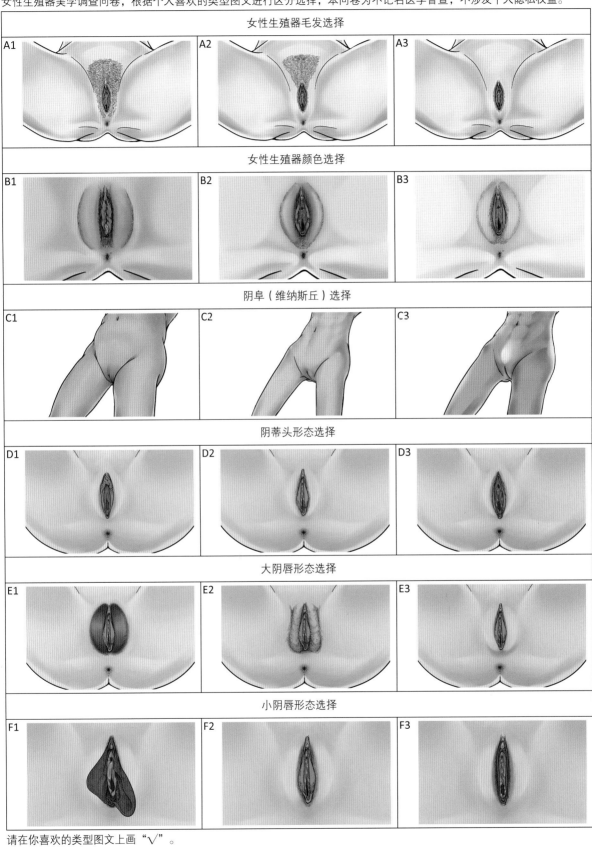

请在你喜欢的类型图文上画"√"。

调查员：　　　　　　　调查日期：　　　　　　　调查对象：　人（男性）　　（女性）　共计：　　　　　人

[1]王炜.整形外科学[M].杭州：浙江科学技术出版社，1999.

[2]张涤生，冷永成.整形及美容外科手术彩色图解[M].南京：江苏科学技术出版社，2012.

[3]Mark D. Walters Mickey M.Karam. 妇科泌尿学与盆底重建外科[M].王建六，译. 北京：人民卫生出版社，2017.

[4]高景恒.美容外科学[M].北京：北京科学技术出版社，2012.

[5]朱兰，郎景和.女性盆底学[M].北京：人民卫生出版社，2014.

[6]朱兰，郎景和.女性盆底手术精要与并发症[M].北京：北京大学医学出版社，2012.

[7]（美）巴里.弗里德伯格.美容外科麻醉学[M].丑维斌，费剑春，译.沈阳：辽宁科学技术出版社，2015.

[8]徐国成，韩秋生，王志军，等.美容外科解剖图谱[M].沈阳：辽宁科学技术出版社，2011.

[9]王兴海，原林.人体解剖学图谱[M].北京：人民卫生出版社，2009.

[10]（美）Charles H. Thorne.格-斯整形外科学[M].西安：世界图书出版西安有限公司，2011.

[11]李旭，徐丛剑.女性生殖器系统疾病[M].北京：人民卫生出版社，2015.

[12]李京.微创整形外科学[M].北京：人民卫生出版社，2014.

[13]阚全程，马金昌.抗感染专业[M].北京：人民卫生出版社，2017.

[14]范巨峰.注射美容外科学[M].北京：人民卫生出版社，2013.

[15]殷凯生.实用抗感染药物治疗学[M].北京：人民卫生出版社，2001.

[16]金海波，顾威，高博，等.精修线雕[M].沈阳：辽宁科学技术出版社，2016.

[17]于江，朱灿，曹思佳.微整形注射美容[M].北京：人民卫生出版社，2013.

[18]元铁.女性生殖器整形学[M].王建六，罗新，译.北京：人民卫生出版社，2016.

[19]Michael P.Goodman[M].女性生殖器整形美容.陈敏亮，译.北京.北京大学医学出版社，2019.

[20]范巨峰.简明美容外科手术精要[M].北京：人民卫生出版社，2014.

[21]Shirley M.Tighe.手术室器械图谱[M].任辉，曾俊，译.北京：人民军医出版社，2015.

[22]曹志明，秦志华，孙颖莎，等.医学美学与美容外科设计[M].北京：清华大学出版社，2011.

[23]申汶锡.玻尿酸注射手册[M].曹思佳，杨永成，译.沈阳：辽宁科学技术出版社，2015.

作品推荐

《精修线雕》（埋线抗衰老临床实用指南），是国内较早的自主撰写的埋线系列教材。第 1 版为基础规律性知识，第 2 版为实用技能操作，并增加了中医基础理论、神经节治疗、外科技术与无创治疗辅助方案，获得读者好评。

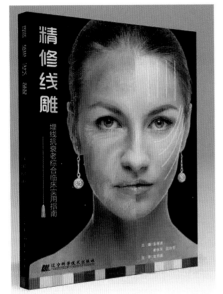

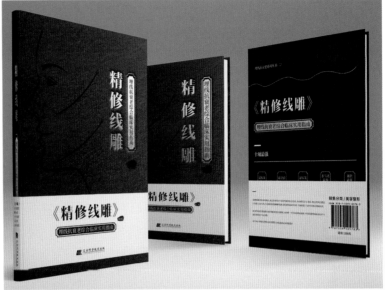

资源获取

请扫码进群参与技术交流，并以此分享有关手术视频内容，无须验证码。